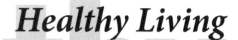

Healthy Living

打造不生病的
健康生活

預防醫學正當道！

只要調整日常生活起居及飲食
就能脫離「亞健康」狀態，遠離疾病
獲得身心完美平衡的「全人健康」

廖俊凱醫師　著
美加仁愛醫美診所院長
臺灣醫美健康管理學會副理事長

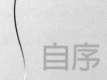

自序

從預防醫學追求全人健康

　　我個人原本就有家醫科及老人專科醫師的執照,且醫學院畢業後,也同時從事肥胖者的體重管理,以及醫療美容方面的工作。從最早使用的雞尾酒療法、紅寶石雷射,一直到脈衝光等方法,我都曾使用過。

　　幸運的是,剛好過了十幾、二十年後,市場也逐漸開始重視醫美與體重管理這兩項專業領域。這樣的市場趨勢,再加上本身二十年來所點滴累積的經驗值,讓我深深覺得沒有選錯方向。

　　此外,我也漸漸發現,一般大眾開始重視身體保健的議題。特別在肥胖或外食、速食所帶來的亞健康或文明疾病,成為各界密切關心的嚴重問題之際,不管是口服、外用或介入性治療,這些方式在體重管理、預防心血管、腦血管,或是排毒、血液淨化等領域,可以預見將會越來越熱門及普及。

　　如今醫界也普遍認可:如果平常沒有透過健康檢查、行為改變,或專業知識介入的調整,也就是「生活調適治療」(Life Modification therapy),民眾就可能會衍生出各種疾病。

所以，我會著手寫這本書，其概念也是希望讀者在疾病還未出現前的亞健康階段，就藉由一些飲食、生活調理等方式，讓身體回到正常的健康狀態。

　　因此，書中的順序會先從亞健康談起，再談到所謂的肥胖，以及一些市面上正流行的「介入性治療」，將從食品類、醫療面，甚至美容會館進行整合介紹。

　　貫穿整本書的主軸，則是近幾年醫界最流行的議題——預防醫學。事實上，預防醫學不只是單純的疾病預防，它還包括了身心內外的平衡，以及各種另類輔助與整體（功能性）療法等。

　　因為人體是一個整體的概念，從細胞、組織、器官、系統，一直到組成一個整體，是連續性的，每天都在產生一系列的變化。你不可以把器官分開來看，因為它是連貫性作業的。

　　所以，這本書不但是從「預防醫學」開始談起，更不忘強調身體的內在、外在，以及身心、社會平衡的「全人健康」（Total Health）。個人希望用這本書裡環環相扣的內容，幫助讀者們打造出一個「不生病的健康人生」！

自序
5

廖俊凱
美加仁愛醫美診所院長
台灣醫美健康管理學會副理事長

目錄

Part **1**
現代人的健康源頭
──從「預防醫學」
談起

相信除了身體極端不適的人之外，沒有人喜歡上醫院，或是常跑醫院。而且從執業醫師的角度來看，如果等到真正疾病發生後再上醫院進行治療，有時可能無法恢復到原本的健康狀態，甚至會留下無法治癒的後遺症。這也讓許多醫師逐漸體會到：與單純治療疾病相比，阻止疾病的發生可能才是醫師的主要責任。

近半世紀以來，國民所得水準的成長、生活環境的健全、國民營養的改善、醫藥衛生的進步及醫療保健水準的提升，在在都使得國民平均餘命逐年增長。然而，國內外在經歷了戰後嬰兒潮的快速膨脹之後，由於人口結構逐漸邁向少子化、高齡化的影響，人口老化與疾病等問題，成為國民醫療保健的頭號隱憂。

事實上，早在1979年，美國衛生、教育與福利部（U.S. Department of Health, Education and Welfare,1979）就曾經在「公元兩千年全民健康」的全球策略中，要求各國能修正健康政策及健康服務方向，促使人們擁有「正向積極的健康」（positive health），而不再只是預防死亡或疾病的發生而已。因此，「預防醫學」的概念，逐漸深入到整個國家的健康政策之中。

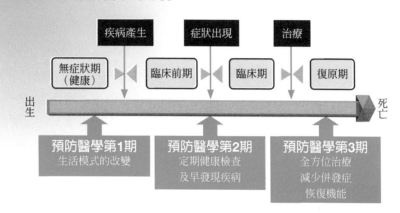

圖表1-1：預防醫學的全貌

提到「預防醫學」，不論是東、西方醫學，其實都有共同的想法及概念。例如西方醫學裡談到「預防勝於治療」、東方醫學的「上醫治未病」等。因此，簡單來說，預防醫學（Preventive medicine）的概念就是「預防勝於治療，防範疾病的發生於未然，達到預防保健的目的」。理論上的預防醫學主要包括兩大項，其中之一是「健康的促進」，其二則是「疾病的預防」。

在「疾病預防」方面，有所謂的「三段五級」的說法。這個概念最早起源於1965年時，Leavell & Clark（1965）把預防策略分為以下三段五級：

● 初段預防

有第一級的「健康促進」與第二級的「特殊保護」。其中，「健康促進」的重點有：衛生教育、注重營養、注意個性發展、合適的工作及娛樂休閒環境、婚姻座談和性教育、遺傳優生，以及定期體檢。

至於「特殊保護」則有：預防注射、培養個人衛生、改進環境衛生、避免職業傷害、預防意外事件、攝取特殊營養、消除致癌物質，以及預防過敏來源。

● 次段預防

　　第三級為「早期發現（診斷）」與「早期治療（疾病控制）」。其主要內容包括了篩選檢定、特殊體檢、適當治療以遏止疾病的惡化，並避免進一步的併發症和續發症。事實上，如果能早期發現疾病、早期接受治療，就能降低疾病死亡率及罹病率。

● 三段預防

　　第四級的「限制蔓延（殘障）」與第五級的「恢復常態（復健）」。內容有心理生理和職能的復健、提供適當的復健醫院、設備和就業機會。

　　事實上，人是從最小的「胺基酸」分子開始，陸續經由蛋白質、細胞、組織、器官、系統等，組合成一個完整的人體。只不過，在現今醫療分科及次專科化分類上，會造成「該專科只會治療該專科器官」的弊病。

　　然而，以現代人生活壓力之大，罹患各種癌症、腦血管疾病、心臟病、糖尿病及高血壓等疾病的人口，有大幅增加的趨勢。如果在病患還沒有感受到症狀時，就能夠檢查出來，並適時進行治療或控制，將可大大減低併發症或病情的惡化。如此一來，將更能符合預防醫學「健康的促進」與「疾病的預防」兩大重點目標。

　　首先在「健康的促進」上，雖然受到預防醫學理念的蓬勃發展，近幾年來，多數國人對於照顧自己的身體健康，都有一定的共識，常常可以看到許多人在補充各種保健食品、花大錢做最昂貴的自費檢查，但是在許多醫師眼裡，每個人才是自己最好的醫師。

事實上，除了少數遺傳性疾病可以歸咎於基因異常之外，其他疾病幾乎都是「基因與環境」交互作用的結果，也就是受到飲食、環境與心理等因素，交互影響下的結果。

　　從「環境對人體健康」的影響上來看，不論是空氣、水質（重金屬）及土壤污染等，都會造成居住在這個環境上的動植物，受到不同程度的污染，並且在細胞突變、老化、凋亡，以及身體組織、器官、系統等出現問題之下，造成身體的不健康。

　　單以空氣污染為例，就有研究發現：空氣中的氧氣，因臭氧層破裂、工業污染等因素而減少（從30%降低到20%），使得「慢性缺氧」所帶來的健康議題（例如工作無精打采、注意力不集中等）也越來越多。

　　影響一個人健康的因素，與生活型態、環境與醫療體系等都有關。其中，又以生活型態最有密切關係。而要讓自己的身體健康，最基本的就是注意營養均衡、維持適量的運動，以及保有良好的睡眠品質。簡單來說，每天補充維生素或一堆保健食品，就是比不上一頓均衡的餐點，以及30分鐘的規律運動。

　　當然，好的生活習慣除了正確的飲食、適量的運動、良好的睡眠之外，由於疾病的發生常常是由於生理、心理及社會三者失衡下的產物，例如胃潰瘍、高血壓、慢性失眠等，都與各項心理壓力有關。所以，透過高「情商」（EQ），使心理處在安寧美好的狀態，也能發揮一定的「預防疾病」的功效。

　　至於預防醫學的第二大項目——疾病的預防，則是透過衛生教育及定期健康檢查，來阻斷危險因子，以進一步提早阻止疾病的發生。在衛生教育方面，包括了培養個人衛生、改善環境衛生、避免職業危害、預防意外事件，以及攝取特殊營養（如維生素、微量元素等）。

　　至於定期的健康檢查，則從幼兒的預防注射、身高體重的評估，青壯年時期的血壓、膽固醇，女性子宮頸抹片及乳房檢查，一

直到老年人的體能、居家自我照顧能力、視聽力及慢性病篩檢、癌症篩檢等，都是最基本的定期體檢項目。除此之外，假設有特殊的家族病史，或是身體狀況特殊的族群，也可以透過個人化的健康檢查，進行定期的「疾病預防」。

總的來說，要能夠做到「阻止疾病的發生」，最重要是透過個人的努力（例如營養的注意、規律運動、壓力適中的工作及休閒活動），以維持生理及身體上的美好狀態，再加上個人環境的衛生及定期的體檢，針對健康危險因子的評估及早期診斷，才能從源頭限制疾病的發展。

然而，預防勝於治療的觀念，應該要從年輕時就開始養成健康的生活型態，且預防保健措施須依個人差異而有不同。更重要的是：預防保健的觀念與做法，也要因應新的研究結果而不斷更新。

由於「預防醫學」的步驟是由「排毒」、「抗發炎」、「組織修護」，一直到「器官再生」的過程。因此，本書將在後續的篇章中，先讓讀者了解「非屬疾病」的「亞健康」狀態，談一談民眾過去比較少注意的「亞健康」定義、成因及影響。

接著，現代人最常見的亞健康狀態，以及萬病之源，都跟代謝症候群及肥胖脫不了關係。而從國內外的死亡率排名來看，心血管疾病幾乎都是前三名。因此，如果讀者放任亞健康的持續發展，終究會面臨嚴重的身體狀況而危及生命。所以，Part3選擇先交代代謝症候群與肥胖的定義，以及如何預防。

除了心血管疾病外，癌症已經連續數十年，名列國人十大死因的首位。所以，Part4將特別以國人十大癌症為重點，以其相關成因、預防、檢查等內容，獨立出來以提醒讀者注意。

順著癌症的各項檢查，Part5將持續交代各種「健康檢查」，主要是為了讓讀者先透過各種檢驗方法，知道自己是屬於健康、亞健康或疾病狀態，以進一步透過後面幾章介紹的方法與療程，讓自己從疾病回歸到亞健康，甚至健康狀態。

打造不生病的健康生活

所以，Part6的「身體排毒」、Part7的「腸道與益生菌（事實上是透過腸道排毒）」，以及Part8的「保健食品」，都是讀者「自己可以做」的方法，不需要借助外來的療程與機器；至於Part9的「另類醫學與輔助療法」，則多半是要借助外力才能讓讀者獲致健康的方法。

　　本書希望藉著這一系列環環相扣的內容介紹與提醒，幫助有心讓自己從頭到腳獲得健康的讀者，打造出一個不生病的健康人生！

冷笑話集

知道為什麼兔子的耳朵那麼長嗎？
因為兔子每天跳啊跳啊，耳朵就變長了。

（廖紹遠 提供）

Part 2
沒生病不代表你100%健康
——健康與亞健康的差異

談到「健康」，一般人第一個冒出來的想法，恐怕就只是「不生病」。但實際上，「不生病」非但不能定義「健康」，甚至連「完全沒有生病的徵兆」，都不能完全代表自己處於「健康」狀態。

　　因為世界衛生組織（WHO）對於「健康」的定義，是包括「身體」、「心理」、「社會」，再加上「道德」。其在1990年所做出的定義是：「身體健康、心理健康、社會適應良好，和道德健康四方面皆需健全。」也就是說，健康是生理、心理及社會適應三方面全部良好的一種狀況，不只要能吃、能睡、身上沒有病痛，心理精神完善健全，還要能在社會上立足謀生、與周圍的人群合得來。

　　此外，世界衛生組織認為，健康可分為三種狀態；第一種為真正健康的狀態，這種人完全是健康的；第二種就是生病的狀態；第三種是介於兩者之間的狀態，稱為「亞健康」。

打造不生病的健康生活

「亞健康」介於
「健康」與「疾病」之間

　　「亞健康」沒有一個公正的標準，它只是介於完全健康，「至少未檢查出任何疾病」，以及「真正罹患疾病」之間的狀態。

　　「亞健康」其實是一個新的醫學概念，因為在過去的醫學文獻中，並沒有「亞健康」這樣的說法。一直到1970年代末期，醫學界依據疾病譜的改變，將過去單純的生物醫學模式，發展成為「生物－心理－社會」的醫學模式。1977年，世界衛生組織正式將健康概念，確定為「不只是沒有疾病和身體虛弱，而是身體、心理和社會適應的完滿狀態」。

　　根據世界衛生組織的一項調查發現，全球大約只有5%的人，真正符合「健康」的定義，而不健康、罹患疾病的人約有20%，至於其餘75%的人，則是處於健康與患病之間灰色地帶的亞健康狀態。

　　一般人或許常會有這樣的情形：向醫師表示胸悶不舒服、容易出汗、疲勞，但做了CT、X光等檢查後，其相關檢驗報告的指標都呈現正常狀態。雖然醫師通常表示你的身體狀況正常，但你就是感覺到「不舒服」。而這種「人體處於健康和疾病之間的過渡階段，在身體上、心理上沒有疾病，但主觀上卻有許多不適的症狀表

現及心理體驗」，就是所謂的「亞健康」狀態。

　　正由於亞健康狀態的人，只是「無器質性病變的一些功能性改變」，再加上其主訴症狀多種、多樣又不固定，也有「不定陳述綜合征」、「第三狀態」、「中間狀態」、「游移狀態」或「灰色狀態」等不同的稱謂。

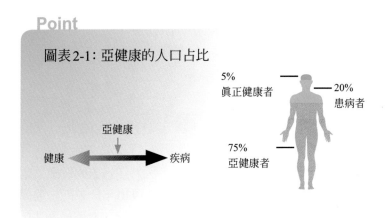

Point

圖表2-1：亞健康的人口占比

5%
真正健康者

20%
患病者

亞健康

健康 ⟷ 疾病

75%
亞健康者

　　由於目前還沒有明確的醫學指標來診斷或判定「亞健康」，因此易被人們所忽視。一般來說，亞健康狀態包括許多生理及心理上的不適，像是乏力困倦、腰痠背痛、失眠憔悴、難集中精神、頭暈頭痛、胸口翳悶、記憶力減退、容易傷風感冒等。其主要的特色與徵兆如下：

(1) 介於「健康」與「疾病」之間的一種狀態。

(2) 主要體徵：六高、三減退、兩低、一多。

(3) 血壓高、血脂高、血糖高、血黏度高、體重高、壓力高。

(4) 活力減退、反應能力減退、適應能力減退。

(5) 免疫功能偏低、睡眠質素低。

(6) 疲勞感覺多。

靠自我檢測，得知是否為「亞健康」

　　國內的聯安預防醫學機構，曾經從十萬人次受檢者的健診記錄中發現，近八成民眾都有以下七大亞健康的症狀出現：(1)疲倦、精神不濟，(2)睡眠品質不良，(3)頭痛、頭暈，(4)消化道（胃、腸）不適，(5)胸悶、呼吸不順，(6)過敏、鼻炎、咳嗽，(7)肌肉痠痛。

　　簡單來說，一般人（特別是處在高度緊張工作、學習狀態的人），就算沒有什麼明顯的病症，卻長時間處於以下一種或是幾種狀態中，就要小心身體已發出亞健康警報了：失眠、乏力、無食慾、易疲勞、心悸，抵抗力差、易激怒、經常性感冒、口腔潰瘍、便祕等。以下為是否出現亞健康狀態的自我檢測表：

⊙圖表2-3：自我檢測亞健康狀態

　　請依據最近三個月的身體狀況回答問題，如得分高於35分，代表您已出現「亞健康」問題：

	從不 （1分）	甚少 （2分）	偶爾 （3分）	經常 （4分）	十分頻繁 （5分）
1.容易感到疲累					
2.休息後仍未能紓緩疲累情況					
3.工作時總是難以集中精神					
4.頭痛					
5.頭暈					
6.雙眼疲勞和疼痛					
7.肌肉或關節感到僵硬					
8.腰痠背痛					
9.走路時雙腳乏力					
10.食慾不振					
11.出現胃酸倒流					
12.出現噁心的感覺					
13.喉嚨痛					
14.怕冷					
15.感冒					
16.失眠					
17.睡眠品質欠佳					
18.記憶力變差					
19.反應緩慢					
20.難以集中精神					
21.無故分心					
22.持續感到緊張和不安					
23.坐立時呼吸困難					
24.胸口翳悶					
25.受心悸情況困擾					

打造不生病的健康生活

除了以上的自我檢測表之外，還有一種最簡單的「照鏡子識別亞健康」方法如下：

首先，觀察自己的臉色。假設臉色紅潤、有光澤，表示健康狀況良好；但如果有臉色晦暗或萎黃，嘴唇發白或發紫、眼圈發黑等情況，就可能是屬於亞健康狀態，或是出現疾病症狀了。

接著，看舌苔和舌質。一般正常舌質的顏色呈淡紅、不淺不深。如果舌質顏色發生改變，太紅或太淡，甚至是舌苔太厚時，就可能是身體不健康的徵兆。

最後也可以觀察一下頭髮。頭髮烏黑有光澤，說明健康狀況良好，頭髮蓬鬆、枯黃，可能代表體內某些營養素的缺乏或不平衡，最好要小心注意。

一般人遇到以上狀況而到醫院檢查，往往很難查出它到底是什麼病？但是，它們都歸類在「亞健康」的範圍之內，將來有可能會引起一些真正的疾病。當亞健康這種身體的灰色狀態為人所忽略，就會因為得不到適當的預防，久而久之便會進一步惡化，逐漸演變成不同的慢性疾病。

此外，由於處在亞健康狀態的人，沒有產生明確的疾病，卻會出現精神活力變差，以及適應能力下降等問題。所以，一旦這種狀態沒有得到及時的糾正及化解，就很容易引起心身疾病。

由於亞健康狀態往往是許多疾病的前兆，如果能夠事前加以注意，就可防止各種疾病的發生。因此，從預防勝於治療的角度出發，就要先避免亞健康的產生，了解各種造成亞健康的原因。

七大壞習慣，讓亞健康「上身」

　　一般來說，日常生活中有不少因素會導致亞健康的發生，像是工作壓力大、休息不足、缺乏運動、不良飲食習慣、空氣污染及吸菸飲酒等。其中大部分原因都與都市生活中的特點脫不了關係。

　　舉例來說，具有「精神、腦力、體力負擔過重」、「長期從事簡單、機械化工作」、「人際關係緊張、壓力大」，且「生活不規律」等特性的人，最容易出現亞健康狀態。假設再加上以下的七個壞習慣，亞健康甚至疾病遲早會「上身」。

(1) 睡眠時間不足：一般正常睡眠時間是每天八小時，低於這個時間就算是不足。而有多項研究指出，長期睡眠不足與肥胖、腦血管疾病與失智都有關係。

(2) 缺乏運動鍛鍊：大量研究顯示，肥胖及心、腦血管疾病的產生，與缺乏運動及鍛鍊身體有非常密切的關聯。

(3) 不吃早餐：長期不吃早餐，至少會產生肥胖、健康透支、容易罹患慢性病、腸胃不適、引發膽結石等影響。

(4) 長期面對電腦：過度使用和依賴電腦，除了輻射外，還會使眼睛、腰頸椎、精神等容易出現毛病，甚至也會導致皮膚的斑點與皺紋。

(5) 三餐飲食無規律：三餐不正常首先會傷胃、導致消化系統
    疾病，其次也會增加肥胖、糖尿病，甚至是癌症的風險。

(6) 長期在空調環境中：現代人，特別是上班族，一年四季都
    處在有空氣調節的房間中。長此以往，身體調節和抗病能
    力就會下降。

(7) 常坐不願走動：久坐不利於體內血液回流，將會引發很多
    新陳代謝和心血管疾病。此外，長期固定不變的坐姿，也
    是頸椎、腰椎發病的重要因素。

正由於以上的壞習慣，是造成亞健康的重要關鍵，因此，預防
亞健康的方法，除了要保持充足睡眠及作息定時外，適量運動將有
助消除疲倦和疼痛，配合均衡飲食，再加上保持心境開朗，也有助
於正面能量的釋放。

事實上，幾乎所有醫師都會認同，只要保持健康生活、適量喝
水、保持排便通暢，多吃蔬菜、水果、雜糧等富含維生素和粗纖維
的食物，少吃高脂肪食物，再加上適當運動與保持心情舒暢、充足
睡眠，身體健康就不會出問題。以下將先談一下飲食與亞健康間的
關係，之後我們將會在Part6的「想健康就要排毒」篇裡，進一步
解釋透過運動及飲食的排毒法。

Part 3
肥胖是現代「百病之源」
——由肥胖引發的代謝症候群

如果要問現代健康議題中最熱門的名詞？應該就屬「代謝症候群」（Metabolic syndrome）了。不過，歷史上最早有「代謝症候群」這個概念，是1920年一位瑞典醫師Kylin所提出的。這位醫師當時就注意到，高血壓、高血糖和痛風會同時出現在一個人身上。

一直到1940年代開始，歐美地區就陸續發表了許多「肥胖常與糖尿病及心臟血管疾病有相關性」的研究文獻報告。例如，1947年，Vague醫師指出肥胖與糖尿病、心血管疾病間存有密切關係；1967年義大利與1979年德國的研究團隊，也分別發現代謝症候群危險因子的聚集現象，而此一聚集現象將會導致發生心血管疾病與糖尿病的危險性增加；1987年，美國Reaven GM教授也在糖尿病學會中，提出胰島素阻抗是代謝症候群的病因之一。

不過，雖然不同時期的醫師都有發現代謝症候群這件事，但不同學者依不同的危險因子組合，而有了不同的命名。1988年，史丹佛大學醫學院老人醫學中心教授Dr. Reaven，綜合各種研究結果，率先描述胰島素抗性、高血脂與高血壓的關聯性，並且提出X症候群（Syndrome X）的概念。而另一位學者Kaplan則於1989年加上腹部肥胖這一項，稱之為致命的四項組合：代謝症候群（Metabolic Syndrome）。

1998年世界衛生組織與2001年《美國國家膽固醇教育計畫成人治療指引第三版》，也提出了相同「代謝症候群」的名稱。一直到2002年，有了代謝症候群的正式疾病碼：ICD-9-CM 277.7，Dysmetabolic syndrome X，供各醫院醫師進行臨床診斷使用。

打造不生病的健康生活

代謝症候群的定義

經十幾年的相關報導，以及衛生主管機關的重視，世界衛生組織終於在1998年，正式發表對於代謝症候群的定義。但在執行上，由於世界各地區及個別族群的差異性，無法有效整合和廣泛推行，導致世界各地出現針對各別區域和族群所訂定的版本相當多。期間，2001年所發表的《美國國家膽固醇教育計畫成人治療指引第三版（NCEP ATP III）》，對代謝症候群定義有更明確易懂的標準。

至於國內的行政院衛生福利部國民健康局，曾經在2004年邀集了許多專家及專業團體，在參考我國特殊國情之下，訂定了本國的代謝症候群臨床診斷準則。隨後在相關研究、新實證及新臨床診斷之後，國民健康局在2007年1月18日正式公告實施目前使用的修訂版本參見下頁「代謝症候群判定標準」。

根據2001年版美國膽固醇教育計畫的定義，代謝症候群在美國的盛行率狀況是：糖尿病人口中，約有80~85%同時會出現代謝症候群的症狀；在潛伏性糖尿病人口中，則約有50~60%的重疊性，至於在一般人口中，出現代謝症候群的男性約占22.8%，女性則占22.6%。

至於國內的情形，65歲以上年齡層中，男性的代謝症候群盛行率為44.5%，女性則有57.3%。不論性別，45~65歲年齡層的代謝症候群盛行率都有三成左右，顯示代謝症候群盛行率已隨著年齡

增加而上升（見圖表3-1）。

代謝症候群判定標準

　　20歲以上成人，在以下五項危險因子中，只要有一項，就可稱為「代謝症候群高危險群」；假設有超過三項（含）以上者，就可判定為「代謝症候群」。

(1) 腹部肥胖：腰圍男性 $\geq$ 90cm、女性 $\geq$ 80cm。

(2) 血壓偏高：收縮血壓（SBP）$\geq$ 130mmHg、舒張血壓（DBP）$\geq$ 85mmHg，或有服降血壓藥物者。

(3) 血糖偏高：空腹血糖值（FG）$\geq$ 100mg/dl，或有服降血糖藥物者。

(4) 高密度酯蛋白膽固醇（HDL-C）偏低：男性 <40mg/dl、女性 <50mg/dl。

(5) 三酸甘油酯（TG）偏高：數值 $\geq$ 150mg/dl。

　　需要特別提出的是，血脂肪的組成因子有數種，代謝症候群的「血脂肪異常診斷標準」，是採用「高密度脂蛋白膽固醇（俗稱好的膽固醇）偏低」，以及「三酸甘油酯偏高」兩大指標。

（資料來源：行政院衛生福利部國民健康局）

　　根據「2005~2008國民營養健康狀況變遷調查」報告，男性分別有17%的青年、35.4%的壯年、39%的中年，以及34.3%的老年人出現「過重（24 $\leq$ BMI< 27）」情形，其中又以中年人口所占的比率最高。在女性方面，則分別有9.8%的青年、12.1%的壯年、27.6%的中年，以及32%的老年有過重。而且，這種「過重」的情況，普遍隨著年齡的增加而上升。不論男性或女性，腰圍過大的盛行率，都隨著年齡而增加（見圖表3-2）。

打造不生病的健康生活

Point

圖表3-1：2005~2008年齡別、性別之代謝症候群盛行率

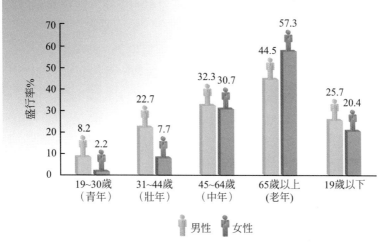

Point

圖表3-2：2005~2008年齡別、性別之腰圍過大盛行率

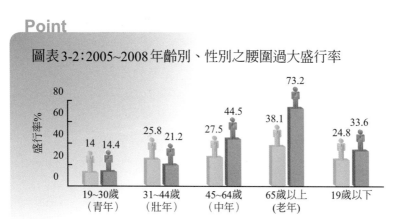

說明：腰圍過大定義：男性≧90公分；女性≧80公分。

嚴格來說，從前面「代謝症後群」的標準（定義）來看，「代謝症候群」只是一群內科代謝疾病的泛稱，也就是肥胖、血脂異常、血糖代謝異常（胰島素抗性）、高血壓的統稱，或這些疾病的「大集合」。

　　所以，代謝症候群只是一個常見的病態現象，而不是一個特定的疾病。如果要找一個中國人都熟悉的病名，古代泛稱為「帝王病」（吃吃喝喝，太好命），應該算是最貼切的形容詞。

　　其實，代謝症候群只是身體健康亮起了黃燈，且是一種「病前狀態」，代表身體代謝開始出現異常。它的發生，絕對與現代人生活型態不正常有關，包括：不正確的飲食、缺乏規律運動，以及異常肥胖等。追根究底，還是與現代人忙碌、壓力大、多吃、少動等生活特徵脫不了關係。長此以往，肥胖及許多慢性病因此產生，「代謝症候群」也出現了。

飲食、生活習慣不正常
是最大罪魁禍首

　　因為代謝症候群與現代人生活型態不正常因素有關，包括不正確的飲食、缺乏規律運動、異常肥胖（尤其是腹部肥胖的中廣／蘋果型身材）。所以，一旦男人有了啤酒肚，而女人成為小腹婆之後，就得小心自己是否已成為新陳代謝症候群一員。

　　研究指出，內臟脂肪較皮下脂肪活躍，且內臟脂肪對心血管疾病的影響比皮下脂肪還要大。一旦內臟脂肪的活性大，便會釋放出游離脂肪酸、產生胰島素阻抗作用、引起代謝異常，進而造成高血糖、高血壓、高血脂等危險因子的聚集。

　　根據統計資料顯示，影響代謝症候群的危險因子可分為遺傳及環境兩大類，特別是環境因素，如不良的飲食習慣、飲食中攝取過多的精緻糖及油脂、活動量不足等，都是造成代謝症候群的主要原因。以下為高危險因素：

1. **年齡**：研究證實，代謝症候群的盛行率會隨著年齡的增加而上升。
2. **遺傳因子**：家族中有高血壓、糖尿病、高血脂、肥胖、心血管疾病病史。
3. **不良的生活型態**：

(1) 飲食型態：長期食用低纖維、高糖、高油、高鹽飲食習慣的人。

(2) 運動習慣：體能活動量少（不常運動）的人，發生代謝症候群的比率是常活動者的1.7~2倍。

(3) 吸菸習慣：長期吸菸者發生代謝症候群的危險，是不吸菸者的1.5倍；而吸菸量越大，危險性越高，且戒菸需一年以上，才能夠降低其危險性。

(4) 喝酒習慣：長期過度飲酒，很容易造成腹部肥胖。

(5) 嚼檳榔：研究顯示，嚼檳榔會增加代謝症候群的發生。統計指出，每天嚼檳榔1~10顆者，發生代謝症候群的比率是不嚼檳榔者的1.7倍；每天嚼檳榔超過10顆者，發生代謝症候群的比率高達2.4倍；至於嚼檳榔習慣超過十年者，發生代謝症候群的比率是不嚼檳榔的1.6倍。

(6) 心理壓力：壓力會導致人體的內分泌失調，進而增加代謝症候群的發生。

4. 其他危險因素：年齡大於30歲以上者、未婚女性、無工作、家庭經濟收入低、低教育程度、早發性冠狀動脈疾病的女性等。其原因在於這些女性對健康的危機意識較少，或生活水準及相關健康觀念較缺乏等。

目前，照顧慢性病花費的逐年增加，不但已成為國人及全世界新興的重要公共衛生議題。更重要的是，臨床上有代謝症候群的人，其罹患心血管疾病、腦血管疾病，以及腎臟疾病的危險，要比沒有代謝症候群的人高，整體代謝症候群的族群死亡率，是非代謝症候群族群的5倍。

也有統計指出，代謝症候群未來得到糖尿病、高血壓、高脂血症、心臟病及腦中風的機率，分別是一般健康人的6、4、3、2倍。以美國為例，50歲以上的人大約有44%屬於代謝症候群，其中的20%終將罹患心血管疾病的機率，是沒有代謝症候群的3倍。

Point

健康生活守則

美加仁愛醫美診所王惠民醫師的小叮嚀：

(1) 定期量測血壓、追蹤膽固醇及維持適當體重，可預防心血管疾病。

(2) 量測血壓時間，建議在每日起床、睡前靜躺五分鐘後量測，可得較為穩定之血壓記錄。

(3) 戒除吸菸、酗酒及熬夜等不良生活習慣，可減少體內自由基產生。

(4) 運動時，以較緩和的有氧運動（如游泳、騎自行車）為主，避免重量訓練的無氧運動，以避免血壓急遽升高的情形。

(5) 不可在飲酒後浸泡溫泉，並避免獨自浸泡溫泉；泡溫泉時溫度不宜過高，時間以不超過30分鐘為原則。

(6) 綠茶、深綠色蔬菜及柑橘類水果均富含抗氧化物質，可達心血管保健之功效。

(7) 食用深海魚類、燕麥及橄欖油，可增加體內好的膽固醇。

(8) 飲食避免有殼類海鮮、蛋黃及內臟類，有助膽固醇的控制。

(9) 適度補充抗氧化物質，可去除體內自由基，減少血管內皮之傷害。

(10) 天冷時注意保暖，並避免頻繁進出溫差過大之環境，可避免急性心肌梗塞及腦中風之發生。

國內衛生福利部的資料也顯示，代謝症候群所衍生的腦血管疾病、心臟病、糖尿病、高血壓等慢性疾病，都位年居臺灣十大死因榜中（與代謝症候群相關的腦血管疾病、心臟疾病、糖尿病、腎臟疾病及高血壓性疾病，即占了前十大死因中的五項），總數更遠超過第一名的癌症。

　　簡單來說，俗稱為「三高」的高血壓、高血糖與高血脂，都會導致全身性血管的硬化與阻塞，進而產生許許多多的併發症，像是冠狀動脈疾病（嚴重者導致心肌梗塞）、腦血管疾病（嚴重者導致中風）、周邊動脈疾病（嚴重者導致截肢）、腎臟病變（嚴重者導致洗腎）、眼睛病變（嚴重者導致失明），以及各種一般人難以想像的問題。不但會造成病患的失能與殘障，也造成家庭及社會的沉重負擔。

代謝症候群可能引發的
六大併發症

1. 高尿酸血症

當每100毫升血液中的尿酸值，男性處於7毫克以上、女性在6毫克以上時，便稱為高尿酸血症。醫學上認為，引起人體中尿酸過高的原因有很多，舉凡飲食內容、體重、運動、服用藥物、遺傳等因素，都可能造成高尿酸血症。之後則可能引發痛風性關節炎、腎臟病、尿路結石，並且常常併有高脂血症、糖尿病及心血管疾病。

2. 痛風

所謂「痛風」，簡單講就是人體內尿酸新陳代謝異常，所引起的急性關節炎。而造成痛風的元兇，就是血液中的尿酸濃度過高所致。一般痛風發作時的主要症狀，剛開始是在腳部關節（大拇趾占70%）的局部，發生急性紅、腫、熱、痛的情形。疼痛的嚴重程度甚至會讓人無法走路、無法穿鞋。痛風也可合併發生肥胖症、高血脂症、糖尿病、高血壓、腎功能障礙，以及腎結石等情形。

3.第二型糖尿病（非胰島素依賴型糖尿病）

糖尿病是因為缺乏胰島素或胰島素抗性增加，造成血糖上升，影響糖類及脂質的代謝，最後導致血管退化的疾病。

一般糖尿病的分類會因「胰島素分泌不足」或「代謝出現障礙」，主要分為二大類——第一型和第二型糖尿病。其餘某些糖尿病，則是由其他疾病或原因所引起的續發性糖尿病，例如「妊娠糖尿病」。

「第一型糖尿病」又稱「胰島素依賴型糖尿病」或「幼年型糖尿病」。這是因為患者無法分泌足夠的胰島素，因此必須靠注射胰島素來控制病情。這類糖尿病者患者，通常在30歲前就會發病。

至於「第二型糖尿病」，則又稱「非胰島素依賴型糖尿病」或「成年型糖尿病」，其主要原因是「胰島素抗性」，所以並不需要靠胰島素來控制病情。但年齡、性別、體重、運動、飲食、生活型態以及家族病史，都會影響每個人是否會得到糖尿病的機會。且由於此類患者大多是肥胖患者，所以通常減重有助於改善身體中葡萄糖代謝能力。

一般糖尿病患者有多食、多渴、多尿等症狀，除此之外還有體重減輕、視力模糊、重複感染等現象。正常人的空腹血糖值為

Point

什麼是「胰島性阻抗」？

當細胞或組織對胰島素產生對抗，使得胰島素的敏感度降低時，胰島素在周邊組織或細胞便無法發揮作用，進一步導致血液中的葡萄糖無法順利進入細胞之中。此時，胰臟就會因為血液中糖分太高，而代償性地產生更多胰島素來幫助血糖降低，最後造成「高胰島素血症」，演變成第二型糖尿病，以及血壓升高、血脂異常等情形。

60~110mg/dl，但如果空腹禁食的血糖值≧ 126 mg/dl，且有出現前述幾項糖尿病症狀，則可判斷為糖尿病。

預防糖尿病的要點有：1.維持理想體重。2.均衡飲食。3.維持適當運動。4.良好生活習慣。5.定期健檢查，早期診斷早期治療。

4. 高血壓

一般人的血壓是由兩部分組成——數字高的為收縮壓，數字低的則是舒張壓。根據1999年2月世界衛生組織新公布的「高血壓定義與分類」標準，收縮血壓（SBP）應低於130mmHg、舒張血壓（DBP）應低於85mmHg。假設血壓長期高於以上標準數值，將有可能併發腦中風、短暫性腦缺氧、心肌梗塞、心絞痛、心室肥大、腎衰竭等症狀。

5. 血脂異常

所謂高血脂症是指總膽固醇（TC）≧200mg/dl、三酸甘油脂（TG）≧ 200mg/dl、高密度脂蛋白膽固醇＜40 mg/dl。一般來說，高血脂的發生和個人體質、飲食習慣、運動習慣及是否過胖有關。長期異常的結果，有可能罹患心臟血管疾病（如心絞痛、急性心肌梗塞、動脈瘤），以及腦血管病變（如腦出血、腦梗塞、腦栓塞）。

6. 血栓

血栓是在活體的心臟或血管腔內，血液發生凝固，或血液中的某些有形成分互相黏集後，所形成的固體質塊。當提供心臟養分及氧氣的冠狀動脈感生粥狀硬化，將造成硬化斑的形成，使血管平滑肌增厚、血管腔變小。血管一旦失去彈性後，將造成血液不易流通、血流減少，使得局部肌肉缺血，進一步形成血栓。

當血管粥樣硬化發生在心臟，就會出現心絞痛、心肌梗塞。心絞痛又稱狹心症，即因血流不能有效到達心臟造成心臟局部缺血，

造成心肌損傷而產生胸痛，若心絞痛繼續惡化，則會發生心肌梗塞，再嚴重時，將會造成心肌壞死；發生在頭部，就是所謂的「腦栓塞（腦中風）；發生在腎臟，就是「腎功能不完全」；發生在腳部，則會出現跛腳的情形。

Point

罹患冠狀動脈心臟病的高危險因子：

(1) 年齡：男性≧45歲 女性≧55歲。

(2) 遺傳因素：家族中的男性在55歲前或女性在65歲以前罹患心肌梗塞。

(3) 高密度脂蛋白膽固醇低於35mg/dl。

(4) 缺乏運動、吸菸、壓力、肥胖、攝取高油脂飲食習慣、高血壓、糖尿病。

打造不生病的健康生活

肥胖是罹患新陳代謝症候群的主要原因

肥胖是百病之源，不論是血管硬化、關節退化、心臟病、腦血管疾病等，都跟肥胖脫不了關係。罹患新陳代謝症候群最主要的原因是肥胖，這是因為肥胖會使脂肪包圍內臟，過多的內臟脂肪組織會產生游離脂肪酸，造成體內胰島素作用受阻，讓血糖不穩定。

一旦肝臟內的游離脂肪酸增加，低密度脂蛋白膽固醇（LDL-C）的合成增多，就會形成脂肪肝、高血脂症或糖尿病。由於內臟脂肪沉積，導致血液容易凝結，進一步增加動脈粥狀硬化、中風、缺血性心臟病的罹患率。

根據世界衛生組織的統計，2007年全球大約有16億人體重過重；約3億人肥胖；並預測到2015年時，全球約有23億人會體重過重；超過7億人屬於肥胖。

另外，美國約翰霍普金斯大學彭博公共衛生學院（Johns Hopkins Bloomberg School of Public Health）也預估，2015年光是在美國，就有約75%成人體重過重；41%人口屬於肥胖。

正因為肥胖幾乎是代謝症候群的源頭，所以，我們特別成立專節來探討肥胖的定義、成因及其影響。關於肥胖，世界衛生組織有一套標準體重的計算法。傳統的是「正常體重」是：男性等於（身

高公分－80）×70％、女性則是（身高公分－70）×60％。

但另一種新的標準體重計算是：標準體重等於身高（轉換成「公尺」）×身高（轉換為「公尺」）×22。一般人的體重只要位於「標準體重」數值的正負10％以內，就是「正常體重」；如果在正負10~20％之間，則為「體重過重或過輕」；假設超過正負20％以上，就是表示「肥胖或體重不足」。

⊙圖表3-3：成人的身體質量指數（BMI）分級與標準

成人的體重分級與標準	
分級	身體質量指數
體重過輕	BMI ＜ 18.5
正常範圍	18.5 ≦ BMI ＜24
過重	24 ≦ BMI ＜ 27
輕度肥胖	27 ≦ BMI ＜ 30
中度肥胖	30 ≦ BMI ＜ 35
重度肥胖	BMI ≧ 35

在各種肥胖的分類中，腹部肥胖（也就是俗稱的「中廣型肥胖」、「蘋果型肥胖」或「男性肥胖」），對於慢性健康的影響才是最大的。因為它代表的是內臟脂肪的增加，進而影響許多代謝因子，造成許多慢性代謝疾病及併發症。

至於另一種肥胖分類是「臀腿部肥胖」，也就是俗稱的「下半身肥胖」、「梨型肥胖」或「女性肥胖」。這類肥胖雖然可能影響體態的美觀，但實際上比較不會影響人體的健康。這也是構成代謝症候群的因子之一──肥胖，只是採用「腰圍」來定義腹部肥胖的主要原因。

一般來說，腹部肥胖主要是指所謂的「中央型肥胖」。其定義是「男性腰圍大於90公分、女性大於80公分」，專門指「脂肪囤積

在腹腔的內臟及腸胃」。因為這種肥胖會干擾內分泌、產生游離脂肪酸、引發代謝相關疾病，以及增加動脈粥狀硬化風險。

國民健康署表示，受到生活型態和飲食習慣的影響，現代女性的平均腰圍有逐年上升的趨勢，根據「國民營養健康狀況變遷調查」結果顯示，19歲以上女性腰圍超過80公分者，1993~1996年為20.2%，2005~2008年為33.6%，2013年更上升至46.0%；也就是說，在近二十年內，腰圍超標的成年女性之比率成長1.3倍。

國民健康署也指出，腰圍不僅能反映腹部肥胖的多寡，也是判斷代謝症候群、心血管疾病罹患機率的一種方法。因為腹部肥胖者中，有50%機率會罹患代謝症候群。如果再加上有血壓異常，罹患代謝症候群的機率高達75%。

Point

正確測量腰圍的方法：

(1) 除去腰部覆蓋衣物，輕鬆站立，雙手自然下垂。

(2) 以皮尺繞過腰部，調整高度使能通過左右兩側腸骨上緣，至肋骨下緣的中間點（請見下圖），同時注意皮尺與地面保持水平，並緊貼身體而不至於擠壓到皮膚。

(3) 維持正常呼吸，並在吐氣結束時量取腰圍。

⊙圖表3-4：腰圍的正確位置圖

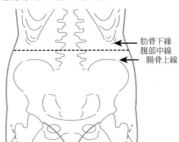

肋骨下緣
腹部中線
腸骨上線

肥胖對健康的其他影響

　　除了以上所提到的三高（高血壓、高血脂、高血糖）與腦中風、心臟相關疾病外，研究發現睡眠呼吸中止症、不孕、痛風、退化性關節炎、脂肪肝、膽結石、癌症等，都跟肥胖有著極為密切的關聯。

　　以下是肥胖可能引發身體的相關併發症。

1. 呼吸系統：肥胖容易併發肥胖換氣不足症候群、阻塞性睡眠中止症候群。這是因為當腹部脂肪過多時，會使得橫隔膜上升，並壓迫到肺部而容易造成換氣不足的現象，所以比較容易發生夜間睡眠呼吸中止症候群。

2. 消化系統：肥胖者不只形成膽結石的機率升高，也容易發生急性膽囊炎，而肥胖所引起的非酒精性脂肪肝，可能造成肝腫大、肝功能異常、肝炎，甚至有引發肝硬化的風險。這是因為肥胖所導致的高膽固醇血症，在經由肝臟、膽囊、膽道，一直到消化道排出的過程，會增加消化系統的疾病，如肝硬化、脂肪肝和膽結石等發生，也常會併發胃酸逆流而使得食道受損。

3. 關節疾病：當體重較重時，關節（特別是膝關節）所承擔的重量就較大，容易造成關節老化，進而併發退化性關節炎，以及各種關節病變。

4. 生殖系統：研究顯示，肥胖女性出現不孕的機會，較一般女性高出三成。這是因為過多的脂肪，會影響性荷爾蒙的分泌，進而改變卵巢的排卵功能，造成月經混亂而導致不孕。此外，肥胖不但會影響性功能，肥胖的女性也比較容易患上卵巢多囊症。

5. 皮膚疾病：肥胖的人因為在頸部、腋窩、陰部，以及股間等皮膚皺摺處，常常發生磨擦而發生對磨疹，進一步形成紅色發癢的濕疹。另外，肥胖也會導致下肢靜脈血液回流減緩及阻滯，容易產生靜脈曲張及皮膚炎。

6. 心理疾病：由於肥胖者比較容易出現自卑感、缺乏自信等心理障礙，嚴重的話更會造成憂鬱症。

7. 癌症：研究顯示，肥胖者併發大腸直腸癌、前列腺癌、子宮內膜癌、膽囊癌、卵巢癌，以及乳癌的機會較高。

冷笑話集

知道為什麼牛會叫「哞哞」嗎？

因為小牛生下來，媽媽就只會：「哞哞」。

（廖紹遠 提供）

代謝症候群的預防與治療

　　由於代謝症候群已是現代人的共同大敵，因此，如何預防、篩檢、治療代謝症候群，以及如何預防相關併發症的發生，是所有民眾都必須面對的重要課題。

　　簡單來說，無論是一般人或有糖尿病、高血脂、高血壓、肥胖等家族史的人，都應該從年輕時就開始留意自己的新陳代謝問題，並且力行熱量控制及少糖、少鹽、少油脂等飲食方式，更要規律的運動，並讓生活作息正常，才能預防新陳代謝症候群的發生。

　　想要降低代謝症候群的罹患機率，維持理想體重是改善健康狀況的必要且重要手段。然而，減重並沒有快速的捷徑，主要還是要改變生活方式，包括「增加熱量的消耗（多活動）」，與「減少熱量攝取（控制飲食）」兩大手段。

1. 運動

　　研究曾經發現，持續活動30分鐘可以增加腦內好的化學物質含量，像是血清素和腦內啡，長期下來可以降血壓和治療憂鬱症。而不充足的體能活動，已被證實為罹患心血管相關疾病之危險因子。

　　在代謝症候群的處置中，運動這一項已經被認為是有效的方式之一，能夠顯著地改善血液中的三酸甘油酯的含量、血壓、葡萄糖

失耐、身體組成（腰臀圍比值）等，使得原本達到診斷標準的個案數減少三分之一，顯示出良好的成效。

　　研究顯示，規律的運動可以減少腹部肥胖，有助體重管理、降低血脂、血壓、血糖及增加心肺功能。例如一項由英國萊斯特大學（University of Leicester）與美國杜克大學（Duke University）合作的研究，並發表在2013年12月的國際知名醫學期刊《刺胳針》（The Lancet）上的結果計算出，每天多走2000步，可降低8~10%的心血管疾病風險。

　　而研究也同時發現，走得越多，心血管疾病風險可降更多。若每天走2000步的民眾能增加到4000步，一年後可降低16%的心血管疾病風險；如果日走6000步則可降低24%風險。

　　這項研究可以說打破過去國內醫界認為運動一定要達到微喘、流汗程度才有效，但有動比沒動好，走路也能達到一樣效果。只不過，不論是哪一種運動，都必須持之以恆，並養成生活習慣才行，否則「三天打魚，兩天曬網」之下，反而更會增加心臟負擔，進而提高心血管疾病與中風風險。

　　所以，為了自己的身體健康，建議您最好養成隨時隨地輕鬆運動的習慣，或依個人的體能與喜好，從低強度且遵從度高的活動開始，慢慢增加運動量，並持之以恆。

Point

預防代謝症候群五絕招
(1) 聰明選、健康吃。
(2) 動動手、動動腳。
(3) 做檢查、早發現。
(4) 不吸菸、少喝酒。
(5) 壓力去、活力來。
（資料來源：代謝症候群防治中心）

◆ 代謝症候群防治中心建議的體能活動

● 一般健康成年人

(1) 建議每天進行30~60分鐘以上的體能運動。

(2) 每週因運動達到1000~2000kcal的熱量消耗。

(3) 漸進式中高強度有氧運動，可改善三酸甘油酯、血壓、葡萄糖失耐、腰臀圍比值。有氧運動類型包括：散步、騎腳踏車、游泳、有氧舞蹈、快走、跑步、登山、太極拳、直排輪、籃球、板球、羽毛球、網球等。（參見圖表3-5）

⊙圖表3-5：運動強度分級

運動強度	運動內容	最高心跳率（％）
輕度	每小時4公里速度的「慢走」、園藝、打掃房子、照顧小孩、打高爾夫球、乒乓球。	＜50％
中度	每小時6.4公里速度的「快走」、騎腳踏車、滑雪、網球、跳舞。	50~75％
強度	加快速度、每小時10公里速度的「快走」、負重上坡、玩籃球或足球、爬山、游泳。	＞75％

(4) 訓練進展：每週慢慢的增加運動量，以身體可負荷為原則。

(5) 正確運動方式：暖身運動5~10分鐘（單關節活動、伸展運動）、主運動約30分鐘、緩和運動5~10分鐘（單關節活動、伸展運動）。

(6) 每項運動建議達到最高心跳的70％，有高血壓者建議達最高心跳的40~70％（參見圖表3-6）。

(7) 15~69歲的個案，可以利用圖表3-7的量表為篩檢工具，進行初步運動危險程度的考量。

⊙圖表3-6：各年齡的最高心跳及預期心跳範圍

年齡	最高心跳 （220－年齡）	預期心跳範圍 （最高心跳的 70%~85%）	預期心跳範圍 （最高心跳的 40%~70%）
20	200	140~170	80~140
25	195	137~166	78~137
30	190	133~162	76~133
35	185	130~157	74~130
40	180	126~153	72~126
45	175	123~149	70~123
50	170	119~145	68~119
55	165	116~140	66~116
60	160	112~136	64~112
65	155	109~132	62~109
70	150	105~128	60~105
75	145	102~123	58~102
80	140	98~119	56~98
85	135	95~115	54~95

⊙圖表3-7：活動前簡易自我評量表（Physical Activity Readiness Questionnaire，PAR-Q）

□是□否	醫師是否告訴過您心臟有問題，只能做建議之運動？
□是□否	活動時是否有胸痛的感覺？
□是□否	過去幾個月是否曾在未活動情形下出現胸痛？
□是□否	是否曾因暈眩而失去平衡或意識？
□是□否	是否有骨骼或關節因活動而惡化的問題？
□是□否	是否因高血壓或心臟病而須服藥？
□是□否	是否知道自己有任何不適合活動的原因？

說明：如果以上每一項回答均為「否」，則可以自行漸漸增加一般性體能活動；任何一項回答「是」，則建議必須尋求專業醫療人員，做更進一步的篩檢

- 控制血壓的運動處方
  - (1) 運動型態：快走、慢跑，可以增加大肌肉群的運動，及心臟節律的收縮。
  - (2) 訓練強度：最高心跳的 40~70%；每週因運動達到 700~2000kcal 的熱量消耗。
  - (3) 訓練時間：每次 30~60 分鐘。
  - (4) 訓練頻率：每週 3~7 次。
  - (5) 運動禁忌：收縮壓大於 200 mmHg，或是舒張壓小於 115mmHg。
  - (6) 注意事項：
    - ① 發生頭暈、頭痛、呼吸短促、頸部痠痛時，應停止運動，於下次修改強度。
    - ② 運動環境應保持空氣流通。

- 控制血糖的運動處方
  - (1) 調控血糖運動型式：可以增加大肌肉群、心臟節律收縮的運動。
  - (2) 以下三者配合，並考慮生活化、多元化、個人化背景。
    - ① 耐力訓練：快走、騎腳踏車、游泳、有氧舞蹈慢跑，可提升心肺功能。
    - ② 肌力訓練：徒手體操、仰臥起坐、伏地挺身、重量訓練，可提升肌肉力量。
    - ③ 柔軟度訓練：如伸展操、瑜珈、太極拳，可訓練關節肌肉靈活度。運動強度約為最高心跳的 50~60%；每週因運動達到消耗 1000kcal 的熱量。運動過程中可穿插低強度運動或休息。
  - (3) 運動時間：每次 30~60 分鐘。
  - (4) 運動頻率：每週 3~7 次。

打造不生病的健康生活

(5) 藥物考量：避免在降血糖藥物作用最強的時間進行運動。

(6) 運動禁忌：

① 空腹血糖高於 250mg/dl，且尿中有酮體時，不宜運動。

② 空腹血糖高於 300mg/dl，尿中無酮體時，不宜運動。

③ 關節有問題者：採游泳、腳踏車、划船、椅上運動等，低衝擊或非負重運動型式。

(7) 注意事項：

① 了解降血糖用藥種類。

② 餐後 1~2 小時後，定時運動。

③ 運動前血糖值 80~100mg/dl 者：先補充一點食物，避免運動後引起低血糖。

④ 運動中帶方糖。

⑤ 記錄血糖變化，方便日後調整用藥與食物。

⑥ 運動中要注意「有人陪伴」、「了解低血糖反應（即出汗、發抖、心跳加快、臉色蒼白等）」，以及「了解緊急處理方式（即停止運動，補充糖分，必要時送醫）」。

● 改善血脂異常的運動處方

(1) 能量消耗：建議每週進行 200~300 分鐘的運動；每週因運動達到 2000kcal 的熱量消耗。

(2) 運動型態：可以增加大塊肌肉群的運動，輔之以肌力與伸展運動，如跑步。

(3) 運動強度：最高心跳的 40%~70%。

(4) 頻率時間：每週至少 5 天；每天 40~60 分鐘，可分兩次，且增加時間比增加強度要好。

(5) 強化日常活動，例如走路、爬樓梯、打掃等。

(6) 注意事項：

① 注意心血管功能障礙之發生。

② 避免憋氣，防血壓升高。

③ 補充水分，避免血液黏稠。

④ 避免由低處快速站起而造成頭暈。

⑤ 併有肥胖時，選擇低衝擊、低負擔的運動。

⑥ 注意降血藥物導致的肌肉發炎病變問題。

● 改善肥胖的運動處方

(1) 了解自己過去的運動習慣。

(2) 運動型態：增加大塊肌肉群的運動，如快走。

(3) 運動強度：由最高心跳率的40~60%到50~75%。

(4) 頻率時間：每週5~7天，每天45~60分鐘。每週因運動達
到2000kcal的熱量消耗。

(5) 注意事項：

① 使熱量消耗大於熱量攝取。

② 承重與非承重運動交替進行。

③ 避免運動傷害：強度循序漸進，使用扶手、止滑墊。

④ 避免體溫過高：注意溫濕度，補充水分。

⑤ 避免憋氣：防血壓升高。

⑥ 器材設備調整：如座墊寬度。

打造不生病的健康生活

健康生活守則

松柏醫療集團蘇宗柏院長的小叮嚀：

若運動過程不慎受傷，要避免傷害演變成腫脹，正確處理很重要，可依照「PRICE」原則：

(1) 保護（Protection）：利用護具保護容易受傷的部位。

(2) 休息（Rest）：產生傷害後，要立刻停止運動。

(3) 冰敷（Icing）：正在腫脹時要冰敷，用熱敷會更加惡化。

(4) 壓迫（Compression）：對出血處要施以壓迫，幫助止血止腫；若有瘀青，當下也應該先壓迫患部，讓體內自然凝血，三天之後才適合按摩。

(5) 抬高（Elevation）：設法將出血患部抬高，可以止血、減輕腫脹。

2. 飲食

許多人誤以為「少吃」就可以減重，但最後顯示出的結果，卻往往是「事倍功半」，追根究柢就在於「吃錯營養」。所謂「健康的飲食」，最重要的就是每天均衡攝取六大類食物，包括奶類、五穀根莖類、蔬菜、水果、肉魚豆蛋類及油脂類，及遵循三少一多的飲食原則「少油、少鹽、少糖、高纖」。

⊙圖表3-8：治療性生活型態（TLC）改變的飲食建議

營養成分	建議攝取量
總脂肪	占總熱量的25%~35%
飽和脂肪酸	低於總熱量的7%
多元不飽和脂肪酸	最多占總熱量的10%
單元不飽和脂肪酸	最多占總熱量的20%

營養成分	建議攝取量
碳水化合物	占總熱量的50%~60%
纖維	每日攝取20~30克
蛋白質	約占總熱量的15%
膽固醇	每日低於200毫克

⊙圖表3-9：得舒（DASH）飲食每日各類食物建議攝取量

適用對象	成年女性	老年男性	中年男性	青年男性
每餐飯量	1/2碗	7~8分滿	9分滿	一平碗
一天餐量	1碗半	2又1/4碗	2又3/4碗	3碗
熱量	1,500大卡	1,800大卡	2,000大卡	2,200大卡
全穀根莖類	1碗半	2又1/4碗	2又3/4碗	3碗
蔬菜類	4碟	4碟半	5碟	5碟
水果類	5份	5份	5份	5份
低脂或脫脂奶類	1杯半	1杯半	1杯半	2杯
豆家禽魚蛋類	5份	6份	7份	7.5份
核果種子類	1份	1份	1份	1份
植物油 1茶匙=5公克	3茶匙	4茶匙	4茶匙	5茶匙

註：「1份」是指「1湯匙」。
（資料來源：國民健康局「得舒飲食」指南）

　　在國民健康局公布的「得舒飲食」（Dietary Approaches to Stop Hypertension, DASH）指南中建議，每天攝取主食約3~6碗（其中要包含一碗未精緻的穀類）、蛋魚肉豆類約4~5份（建議以植物性的蛋白質為主，如豆腐、豆乾、豆皮等）、蔬菜5份（以深綠色蔬菜為佳）、水果2份、油脂2~3湯匙，請將上述的分量平均分配於三餐中，餐與餐之間應養成不吃零食的好習慣。

　　其中，飲食中的醣類來源應以「未經精緻的五穀根莖類」為

主。因為全穀類含有豐富的維生素B1、菸鹼酸等維生素，以及微量的礦物質，可以補充現代人因忙碌而攝取不足的營養素。

更何況越是精製的穀類，其膳食纖維的含量就越少，營養成分也會隨著穀類精製程度越高而流失越嚴重。所以，飲食中最好盡量避免食用精緻糖，例如葡萄糖、果糖、蔗糖等。研究指出，精緻糖會增加尿液中維生素及礦物質的排出，像是飲用過多的含糖飲料，鈣質的流失量就會是平時的兩倍。

其次的蔬果中，也含有促進身體健康的營養素——植物化合物。

植物化合物普遍存在植物中，原本是為提供特殊的顏色、香氣，幫助植物吸引蜜蜂、蝴蝶來授粉或驅趕害蟲之用。不過，近年來的研究發現，這些植物化合物對人體有很多的好處，例如可以增強免疫力、抗氧化、抗癌等。蔬果中的纖維素也有助腸胃蠕動及消化，可以增加水分的吸收，使排泄物較為柔軟、易於排便。特別是水溶性的纖維（像是水果中的果膠、燕麥、海帶、海藻類、菇類、燕麥等）可以吸附膽鹽、降低血脂，具有預防高血壓、冠心病的效果。

至於蛋白質方面的研究顯示，由於植物性蛋白質（如黃豆及黃豆製品）由於不含膽固醇、富含異黃酮素，以植物性蛋白質取代動物性蛋白質，能夠顯著減少飲食中油脂的攝取量，有助於體重的控制及降低身體的發炎反應，進而減少冠心病、糖尿病等慢性疾病的發生率。

最後在烹調方面，為了達到「少鹽、少油及少糖」的標準，最好多利用清蒸、水煮、清燉、烤、滷、涼拌等，各種低油的料理方式。此外，也盡量避免使用動物性油脂，轉而採用天然油脂，像是利用腰果、杏仁、核桃、芝麻等堅果類做成醬汁，再拌入菜餚中。如此一來，不僅可以從中獲得人體所需的油脂，更能獲得許多其他的營養素。

3. 戒除不良飲食習慣

● 戒菸

　　吸菸會導致體內高密度脂蛋白膽固醇降低，進而增加血管硬化危險。因此，戒菸能夠降低代謝症候群和心血管疾病的風險。

Point

戒菸的重要步驟如下：

台北市萬華醫院胸腔內科張力山副院長的小叮嚀：

(1) 列出為什麼要戒菸的理由並時常提醒自己，同時多告訴自己戒菸的好處及重要性。

(2) 擬定一個明確的計畫，以及可行的方法與進度，如用什麼方法戒菸？何時完成戒菸？

(3) 在日常生活中避免接觸到香菸的機會。想吸菸時，轉移注意力或安排一些喜歡的活動來代替吸菸。

(4) 透過其他戒菸工具的輔助，例如以尼古丁替代品、處方藥等方式，來減輕戒斷症，一方面減緩戒菸的副作用，也可以提高戒菸的成功率。

(5) 如對戒菸須進一步了解，可以多加利用各大醫院的戒菸門診

● 戒除檳榔

　　嚼檳榔除了會引發口腔癌、肝癌與肝硬化之外，近年研究還發現它與代謝症候群及糖尿病也有關。所以，少吃檳榔絕對有益身體健康。

　　國民健康局提供了幾個在面對朋友及應酬時，甚至是自己養成了習慣的戒除檳榔方法：

(1) 當面臨難以推拖的情況時，以自己最在意的人為藉口拒

絕。

   (2) 若因拒絕而招來嘲笑，則順著朋友的嘲笑，也拿自己開玩笑，以幽默的語氣來緩和不悅的氣氛。

   (3) 當朋友遞給你時，立刻找藉口離開。

   (4) 當身邊剛好有食物時，用該食物取代檳榔回請對方。

   (5) 以身體不適為由拒絕。

   (6) 一時之間找不到可以推拒的理由，則可以採用拖延戰術，先躲過此次，以後再想更好的辦法。

● 適量飲酒

    適量飲酒可使人產生欣快感、放鬆情緒、增加食慾、幫助睡眠。但若短時間攝取過多酒精，肝臟代謝不及則會對體內造成毒性。當血中酒精濃度大於0.1%時，會影響視覺及反應能力，使交通事故發生的機會增加。

    因此，如果要「安全地飲酒」，最好遵守以下原則：

   (1) 選擇酒精度較低的酒（如啤酒、葡萄酒）。

   (2) 適量。建議每餐安全的飲酒量為：一罐的啤酒，或120 c.c.的葡萄酒、100 c.c.的陳年紹興酒，或45 c.c.的白蘭地或威士忌。

   (3) 勿空腹或與碳酸飲料共飲，可避免酒精吸收過快而增加肝臟負擔。

   (4) 孕婦不宜喝酒。

4.紓緩生活壓力

    由於壓力會導致內分泌失調、增加代謝症候群的發生，因此，適當舒緩壓力將可有效降低罹患代謝症候群的機會。一般舒緩壓力的方法有：深呼吸、泡澡、聽音樂、運動、和朋友聊天，或是培養個人興趣。

但現代上班族由於精神壓力過大，最容易藉由大吃大喝來「舒壓」，結果是身材又胖了一大圈，進一步產生「壓力型肥胖」的惡性循環。

吃甜食雖然可以短暫產生愉悅效果，但並不持久。因為當人們感到壓力時，下意識會想吃東西（特別是甜食），血液中的血糖濃度會因此增加，感覺到短暫的愉悅，但不久後效果就會消失，導致心情不佳。

因此建議壓力大的民眾，最好改攝取富含維生素B群的全穀類製品（如糙米、玄米、燕麥等），或是含有色胺酸的食物（例如香蕉、堅果、芝麻、蜂蜜等）。因為這些「抗氧化」食品，可以消滅因壓力產生的自由基、幫助大腦製造血清素，進一步產生安定精神、穩定情緒的效果，既可以讓心情愉快，也能夠避免導致肥胖。

- 五大紓壓飲食祕訣
    - (1) 遠離咖啡：咖啡所含的咖啡因會刺激大腦中樞神經，使頭腦清醒，提高注意力，許多人早上就會先來杯濃濃的咖啡，以提振精神。但大量的咖啡反而會導致精神不集中、腸胃不適、骨質疏鬆等問題。
    - (2) 別吃太鹹：對經常處於忙碌緊張、緊繃狀態的上班族來說，吃得太鹹會攝取太多鈉，容易在體內堆積水分及鹽分，產生水腫情況、增加高血壓的機率。
    - (3) 避免吃零食：零食大部分都含大量的油脂、糖、鹽、香料和其他添加劑，且含有許多單醣，會造成過胖、便秘、血糖升高等問題。
    - (4) 少吃油炸食物：研究顯示在壓力大時，大腦荷爾蒙可體松會大量分泌，使人想攝取高熱量、高油脂的食物，但因動物油含較多膽固醇，且會增加人體內的壞膽固醇含量，長期下來將提高罹患心血管疾病的風險。

(5) 避免喝酒過量：會造成脂肪堆積在肝臟，引起脂肪肝、胃潰瘍、精神恍惚，影響工作效率；更何況酒精會使壓力荷爾蒙可體松增加，令人容易陷入負面情緒，體重也跟著增加。

5. 定期檢測

從「預防勝於治療」的角度，時時刻刻關心反映自己身體健康的相關數值，並立即做出相對應的運動、飲食及生活習慣的導正，將有助於讓身體維持在最佳狀態。

一般來說，定期檢查代謝症候群的五個指標是腰圍、血壓、三酸甘油酯、高密度脂蛋白膽固醇，以及空腹血糖。而除了腰圍和血壓可自行測量之外，血糖、血脂肪都需要靠抽血檢驗才可評估，所以，記得定期健康檢查有其必要性。

目前，不論在健保給付的成人定期健檢或自費健檢中，代謝症候群的指標都是最基本的檢查項目。假如這些數字異常，一定要尋求專業的醫療協助，並配合醫師的囑付進行治療，才能避免相關的併發症，進而擁有健康及有品質的生活。

Part 4

威脅國人健康的最
大殺手
——令人聞之色變的
癌症

在這個忙碌的社會中，許多人都因為賣命於工作而忽略了健康。這時，當小病痛出現，一般人總會合理化它們的存在，等到小病痛逐漸變成大病痛時，才想到要去治療，往往已經來不及，病況非常嚴重了。其中，癌症就是現代社會人人聞之色變的疾病。

各種癌症在成為大禍害之前，都一定會有病兆出現，例如腫塊。腫塊可以說是癌症的最主要表現，卻也常常被人們所忽略，特別是當腫塊有時並不會讓人覺得痛；其次是潰瘍或出血。這種因組織不斷的受到破壞而造成的潰瘍與出血，也是常被民眾忽略的癌症初期症狀；另一個常見的徵兆是阻塞，它是一種腔道變狹窄而產生的一系列症狀。當鄰近器官或組織因為不當的增生（指「細胞數量增加」，但還未「病變」到癌症的階段）時，病人就會出現壓迫的感覺。以上這些病狀看似不重要，卻是癌症能不能早期被發現的重要關鍵。

當然，及早發現以免癌症惡化，除了部分要在平日多注意以上小症狀外，透過定期的健康檢查也是可以早期發現的好方法。而依靠著先進的儀器，已經可以幫助醫師更精準的確定病灶。

⊙圖表4-1：各種癌症早期警訊

癌症	早期警訊
一般症狀	食慾不振、體重下降、貧血、倦怠、體重減輕、無痛性之淋巴結腫大
肺癌	初期症狀並不明顯、長期咳嗽、痰中帶血絲或咳血、哮喘、呼吸困難、吞嚥困難、咳嗽或深呼吸時，胸口隱隱作痛或突然劇痛、不明原因發燒、聲音沙啞
大腸直腸癌	左側大腸：可能有大便習慣改變的現象、有便意卻不易解出來（裡急後重）、糞便多為鮮紅色或帶血絲的黏液。 右側大腸：早期不易有症狀表現、易有腸阻塞症狀（腫瘤長大）、慢性出血導致貧血、腹痛、腹脹、食慾不振、腹部腫大。
肝癌	疲倦、右上腹脹痛、輕度黃膽、食慾不振
乳癌	乳頭異常分泌物或凹陷、乳房硬塊或其他異樣、乳房或乳頭疼痛
子宮頸癌	陰道不正常之分泌或出血、停經後陰道出血、骨盆腔疼痛
鼻咽癌	頸部淋巴結腫大、耳鳴、重聽、鼻塞、鼻涕帶血絲或流鼻血、複視
口腔癌	口腔硬塊、白斑、不癒的潰瘍
喉癌	聲音沙啞、變聲長期不癒、喉嚨異物感
食道癌	吞嚥困難或疼痛、排青便
胃癌	胃部不適、消化不良、食慾下降、貧血、排便習慣改變
皮膚癌	皮膚潰爛、痣或瘤的顏色或大小改變
膀胱癌	血尿、排尿不適

認識常見癌症

　　根據衛生福利部最新2013年國人死因統計結果顯示，癌症連續32年蟬聯十大死因的榜首，每天發生123例，平均每11分44秒就有1人死亡，較2012年每天增加3人、快了18秒。

　　2013年癌症死亡人數為4萬4791人，占所有死亡人數的29.0%，標準化死亡率每十萬人口130.4人，比去年微降0.7%，較92年下降8.9%。不過，癌症死亡時鐘卻持續撥快，從2003年的14分55秒、101年的12分2秒，加速變成2013年的11分44秒。

　　而十大癌症死亡順位為：氣管、支氣管和肺癌、肝和肝內膽管癌、結腸直腸和肛門癌、女性乳房癌、口腔癌、前列腺（攝護腺）癌、胃癌、胰臟癌、食道癌、子宮頸及部位未明示子宮癌。其中，多數癌症的標準化死亡率與去年比較多呈下降，只有胰臟癌、口腔癌和食道癌有微幅上升的現象。

　　以下是國人常見癌症的定義、形成原因，以及可能預防的方法。

1. 肺癌

● 定義

　　肺癌指的是肺部組織內細胞的生長失去控制的疾病。這種細胞

生長可能會造成轉移，也就是侵入相鄰的組織，或滲透到肺部之外的器官。絕大多數的肺癌，是由上皮細胞病變所造成的肺部惡性上皮細胞腫瘤。大多在40歲以上發病，高峰發病年齡在60~79 歲之間，男女患病率為2.3：1。

- 成因
  (1) 吸菸：在已開發國家，吸菸是罹患肺癌的最主要原因（男性90%、女性85%）；而不吸菸者罹癌的風險，男性為1.3%，而女性則為1.4%。香菸中包含超過60種已知的致癌物質，比如亞硝酸胺、苯並芘。香菸中所含之尼古丁，則會抑制免疫系統對惡性細胞生長的反應。而來自病理學家的罹癌率研究指出，「二手菸」也是不吸菸者罹患肺癌的一個主要因素。近期對側流煙氣（直接從燃燒的菸捲，擴散到空氣裡的煙）的研究也顯示，會比直接吸菸更加危險
  (2) 氡氣：屬一種無色無味的氣體，是引起肺癌的第二大主因。地殼裡的放射性元素鈾衰變成鐳，進一步衰變成氡。衰變時所產生的放射性物質，會使細胞的基因物質「電離子化」、引起DNA突變，進而使細胞癌變。

- 預防方法
  (1) 由於吸菸依然很普遍，而消除吸菸是預防肺癌的主要目標，因此，戒菸就是其中一個最重要的預防措施。
  (2) 避免或減少與致癌因子的接觸；而有肺部慢性疾病（如間質性肺病、肺結核），家族史有肺癌等，都會增加患癌機會。

2. 肝癌

● 定義

　　流行病學的調查顯示，肝癌的病死率差別很大。而原發性肝癌（肝臟內的細胞所引發的癌症）則是我國常見的。原發性肝癌根據病發的部位，可以再細分為「肝細胞癌（指「生長在肝臟本身」）」及「膽管細胞癌（指「生長在膽管部位」）」。原發性肝癌中有95%的比率，是屬於肝細胞癌。所以，一般所謂的肝癌都是專指「肝細胞癌」。

● 成因
    (1)　B型肝炎。
    (2)　C型肝炎。
    (3)　酒精性肝炎。
    (4)　肝硬化。
    (5)　鐵質沉積症（為「鐵質過度吸收並沉積於身體器官裡」的一種疾病）。
    (6)　黃麴毒素，以及其他致癌原因。

● 預防方法

　　肝癌不但死亡率高，病因複雜，早期又沒有症狀，預防方法只有透過以下三種方式著手，以達到「早期診斷，早期治療」的功效：
    (1)　從小接種B型肝炎疫苗。
    (2)　避免酗酒及食用受到黃麴毒素污染的食物。
    (3)　定期篩檢：肝癌的危險因子主要是感染B型肝炎、C型肝炎，或是具肝癌家族史之民眾。

3. 大腸癌（結腸、直腸癌）

● 定義

是指正常的大腸直腸黏膜表面，長期經某些因素的刺激及基因的改變，使正常的黏膜變成腺性瘜肉或腺瘤，再轉變為大腸直腸癌。

● 成因

(1) 飲食：大腸直腸癌與喜愛攝取高脂肪，以及高膽固醇食物、低纖維食物的飲食習慣有密切關係。

(2) 運動因素：平時欠缺規律的運動及活動，以致腸蠕動降低，容易累積毒素。

(3) 年齡：好發於年長者，最常發生於50~70歲左右。

(4) 基因：目前已經證實有多個基因和大腸直腸癌的形成相關。

● 預防方法

(1) 因為大腸癌的成因，主要與飲食、運動及年齡、家族病史有關。因此，養成健康的飲食習慣及多運動是很重要的。其次，統計也發現，如果能早期發現並妥善治療，存活率可以高達90%以上。因此，定期的篩檢是很重要的。尤其是高危險群，應及早做篩檢（例如結直腸癌患者的直系親屬與兄弟姐妹，其罹患結直腸癌的比率約是一般民眾的兩倍）。

(2) 國健局提供給50~74歲民眾，兩年一次糞便潛血免疫法檢查。

4. 女性乳癌

● 定義

　　由乳房乳腺管細胞或是腺泡細胞，經由不正常分裂、繁殖所形成之惡性腫瘤。

● 成因

　　高危險群：一側乳房得過乳癌、特殊家族史（家族中的女性，在停經前就得過兩側乳癌）、乳房切片有不正常細胞增生現象。

　　次高危險群：母親或姐妹得過乳癌、第一胎生育在30歲以後、未曾生育者。

　　略高危險群：中量飲酒、初經在12歲以前、停經在55歲以後。

　　可能危險因子：口服避孕藥、更年期荷爾蒙補充。

● 預防方法
　　(1) 每位婦女應於月經結束後一星期，進行自我檢查乳房；已停經或切除子宮的女性，則選擇在每個月的固定一天檢查。一旦摸到任何腫塊，應立刻就醫。
　　(2) 國健局提供給40~44歲具乳癌家族史之高危險群、45~69歲婦女，兩年一次乳房攝影檢查。

5. 口腔癌

● 定義

　　凡指唇、頰黏膜（唇和臉頰的內襯）、下齒齦、上齒齦、臼齒後三角區、口腔底、硬顎（口腔頂部的前面部分），以及舌前三分之二與一部分唾液腺體的細胞，發生了不正常的分裂成長，侵犯到周圍正常的組織，甚至轉移到身體其他部位、影響個體正常功能，

進而危及病患生命，就稱為「口腔癌」。

● 成因
  (1) 嚼檳榔：在臺灣，檳榔與口腔癌的關係相當密切，大多數口腔癌患者中，約有88%的病患有嚼食檳榔的習慣。
  (2) 吸菸：無論是吸香菸、雪茄、嚼菸草等，其實都有得口腔癌的機會。假使嚼檳榔同時加上菸葉，因為檳榔生物鹼亞硝基胺化的過程加速，更容易引起口腔癌的發生。
  (3) 喝酒：成癮及大量食用酒精的人，也會增加得口腔癌的危險。

● 預防方法
  (1) 由於嚼檳榔、吸菸及喝酒都是口腔癌最大致病因子，所以，最好的預防方法就是戒菸、戒酒、戒檳榔。
  (2) 國健局提供給18歲以上嚼檳榔的原住民民眾、30歲以上吸菸或嚼檳榔民眾，兩年一次口腔黏膜檢查。

6. 男性攝護腺癌

● 族群
  是男性最常見的泌尿道腫瘤，是老年男性所特有疾病，很少發生於50歲以前。

● 成因
  飲食（高脂肪、高熱量、低纖維）、男性荷爾蒙及遺傳（家族史）有關。

● 預防方法

 (1) 由於以上成因的關係，預防男性攝護腺癌，就要從飲食及定期檢查著手。

 (2) 50歲以上男性，應定期接受攝護腺觸診、攝護腺特異性抗原（PSA）篩檢，經由早期的診斷及接受適當治療。

7.　胃癌

● 定義

 是指人體胃部的黏膜細胞不正常的繁殖與增生，也是消化道惡性腫瘤中最多見的癌症種類。胃癌的發病率在不同國家及地區的差異很大。日本、智利、芬蘭等為罹患率最高的國家；至於美國、新西蘭、澳大利亞等國家則發病率較低，其中的差距，可以達到10倍以上。據統計，胃癌多發在40歲以上，41~60歲的人約占2/3，且男女罹病率為3.6：1。

● 成因

 (1) 「幽門螺旋桿菌」感染。

 (2) 長期或經常性食用鹽醃、醬漬、炙烤、煙燻、煎炸等食物。

 (3) 有胃癌發生的「癌前」病變，如：胃腺瘤性瘜肉、萎縮性胃炎併腸上皮異化、胃酸缺乏症、惡性貧血、胃次全切除術後的殘胃等。

 (4) 遺傳因素：有家族近親罹患胃癌的人，得到胃癌的機會也會比一般人高。

● 預防方法

 由於胃癌生成與遺傳、飲食及「幽門螺旋桿菌」感染有關，因

打造不生病的健康生活

此，養成健康的飲食習慣，再加上定期檢查，都是預防胃癌的方法。

8. 子宮頸癌

● 定義

　　好發於子宮頸口的內緣，也就是所謂鱗狀上皮和柱狀上皮，兩種上皮細胞交界處，則正是子宮頸癌常發生的地方。

● 成因

　　子宮頸癌危險因子主要包括：女性的性行為（包含第一次性經驗年齡及性行為人數）、伴侶的性行為（主要指男性的性行為人數）、人類乳突病毒（HPV）（子宮頸癌的患者，有九成以上都被證實有過HPV的感染）、吸菸……等。

● 預防方法
　　(1) 多食用富含胡蘿蔔素的深綠色蔬菜或黃色蔬菜、果汁，因為這類人子宮頸癌的罹患率較低；此外，徹底執行安全性行為，除了可避免HIV病毒的感染，也可降低由人類乳突病毒（HPV）造成之子宮頸癌。
　　(2) 國健局提供給30歲以上婦女，三年至少一次子宮頸抹片檢查。

9. 皮膚癌

● 位置

　　皮膚癌大部分出現在「陽光照射得到」的位置，例如臉、唇、頸等，但手掌、腳掌或腳趾縫等，不常接觸到陽光的部位也有可能

發生。

● 成因

皮膚癌主要由紫外線（Ultraviolet，簡稱UV）引起，紫外線的主要來源是陽光，其次是健身美容時所照射的紫外光燈。紫外線有三個波長，其中UVB是引致基底細胞瘤及鱗狀細胞瘤的主兇，而UVA則容易引致黑色素瘤癌，人工曬燈床體釋放大量UVA，所以引致黑色素瘤癌的風險亦特別高；有些不常接觸陽光的部位也會患上癌症，這可能與遺傳有關。

● 預防方法

想預防皮膚癌，最重要是避免被陽光直接照射皮膚。

三大新興致癌因子

根據國民健康署最新公布的癌症登記報告指出，臺灣癌症發生人數持續增加的主要原因是高齡化、生活型態改變、肥胖人口增加及癌症篩檢推廣。因為統計顯示，國人脂肪攝取過多，與日、韓、香港、中國大陸以及東南亞國家相較，每人年肉類供應量高居第一。愛吃肉卻不太運動，與OECD（經濟合作暨發展組織）34個成員國相較，我國男性不運動比率居第一名，女性則排第二。

中研院生物醫學研究所研究員潘文涵也表示，肥胖、不健康飲食及缺乏運動等三大致癌因子關係密切，其中以不健康飲食的影響層面最廣。長期攝取過多脂肪及熱量，蔬果攝取不足，易導致正常細胞DNA損傷、修復能力變差、提高癌細胞突變機率。所以，一般民眾想要慎防癌細胞上身，最該優先做的就是「改變生活型態」。

想要有效預防癌症沒有捷徑，不能只依靠醫師，最重要的，還是必須回歸到日常生活中來落實。因為世界衛生組織曾經強調：有1/3的癌症是可以透過健康的飲食與生活習慣來預防。

所以，只要有正常的生活作息、規律的運動、多吃高纖蔬果、避免高油脂與重口味食物，不要吸菸、飲酒，還有找到適合自己的紓壓方法，就能提升自我免疫力、有效抵抗癌細胞侵襲。接著，再搭配定期的健康檢查，恐怕才是最有保障的防癌之道。

⊙圖表4-2：三大新興致癌因子

致癌因子	人數（19歲以上成年人）	相關癌症
肥胖（BMI＞27）	378萬人	乳癌、腸癌、卵巢內膜癌、胰臟癌、攝護腺癌、食道癌、甲狀腺癌、膽囊癌
不健康飲食（肪肪攝取過多、蔬果攝取太少）	1500萬人	乳癌、腸癌、卵巢內膜癌、胰臟癌、鼻咽癌、攝護腺癌、食道癌、甲狀腺癌、膽囊癌
運動不足（未達每週運動三次、每次30分鐘、時跳每分超過130下）	1285萬人	乳癌、腸癌、卵巢內膜癌、胰臟癌、攝護腺癌、食道癌、甲狀腺癌、膽囊癌

（資料來源：中研院研究員潘文涵）

打造不生病的健康生活

五大癌症症狀及
建議檢查項目

　　根據相關研究的統計與分析，現代人越來越容易罹患癌症的原因有很多，但都脫離不了遺傳、生活環境污染、接觸或吸入化學物質、食品添加劑或黑心食品、缺乏運動、工作壓力大、生活作息不正常等因素，以及高油、高鹽、高糖等重口味飲食習慣等的誘發。

　　事實上，每個人的身體裡都有癌細胞存在，而在以上污染物質或不良習慣長期影響的作用之下，便讓人體內分泌失調、免疫力減弱，進一步降低了監控與抵抗癌細胞的能力。

　　現代人之所以談癌色變，最主要是因為癌症目前仍舊屬於「不治之症」，也就是幾乎無法治癒的一種病症。再加上癌症生成的初期，相關症狀並不特別明顯，以致於許多人在感覺症狀不對而就醫時，已經是情況最惡化、喪失最佳黃金治癒機會的末期。

　　因此，一般民眾除了要時時對身體所出現的各種症狀，保持高度警覺及正視之外，最好一有小毛病時，就要找專業醫師進行診斷，而不是自行處理，或是不追究產生症狀的原因。此外，養成定期做健康檢查的好習慣，也能夠有效避免小病養成大病，加重治療上的困難。

由於癌症是國人十死因之首，且醫界普遍認為癌症防治的重點在於「早期診斷，早期治療」，因此，以下就國人前五大癌症的症狀及建議檢查項目，提供一般民眾參考：

1. 肺癌

● 臨床表現

頑固性咳嗽、咯血、胸痛、胸悶、氣急、發熱、喘鳴、消瘦及惡病質等。

● 檢驗項目選擇

血液及尿液常規檢查、血液沉降速度、肝功能、腎功能、血氧分析、血電解質、血清鹼性磷酸酶（ALK-P）、血清轉鐵蛋白、血清癌胚抗原（CEA）、血清乳酸脫氫酶（LDH）、痰液塗抹檢查、培養及藥物敏感試驗、癌症檢查腦脊液常規，必要時可透過生化方式找尋癌細胞。

2. 肝癌

● 臨床表現

上腹部不適、隱痛、食後悶脹、腹內腫塊、肝脾腫大、黃疸、腹水、尿黃等。

● 檢驗項目選擇

可分為肝細胞型、膽管細胞型和混合型三種類型的癌症檢查，且其中絕大多數都是肝細胞型。檢驗項目選擇有：血液及尿液常規性檢查、出／凝血時間、癌症檢查凝血酶原測定、肝及腎功能、癌症檢查血清鹼性磷酸酶、γ-穀氨醯轉肽酶（γ-GT）同工酶、血

清鐵蛋白（Serum Ferritin）、$\alpha 1$ 抗胰蛋白酶（$\alpha 1$-AT）、甲型胎兒蛋白（AFP）及生化檢查等。

3. 大腸（直、結腸）

● 臨床表現

由於結直腸癌的症狀在許多腸道的良性疾病中都會出現，所以不能單由症狀來做鑑別診斷。

● 檢驗項目選擇

糞便潛血反應、直腸指診、乙狀結腸或大腸鏡、鋇劑 X 光攝影檢查。

4. 女性乳癌

● 臨床表現

無痛硬塊或腫瘤、乳房變形、乳頭有血或其他不正常的分泌物、皮膚上有不收口的傷口、潰瘍或橘皮狀變化、腋下有無痛硬塊或腫瘤。

● 檢驗項目選擇

可從病史、觸診、乳房超音波、乳房 X 光攝影，甚至乳房核磁共振影像學檢查等輔助診斷，但上述檢驗僅供參考，確立診斷必須仰賴病理切片檢查結果方為依據。

5. 口腔癌

● 臨床表現

常見症狀包括咽喉異物感、吞嚥困難及疼痛、聲音沙啞、口腔潰瘍、頸部腫塊等。

● 檢驗項目選擇

視診、觸診、電腦斷層（CT）、核磁共振（MRI）。

常見癌症篩檢項目

目前，國內健保免費提供給特定年齡層的族群，以下四種癌症篩檢項目（請見圖表4-3）。如果民眾想要及早一步發現癌症，也可以透過臨床上常用的，主要運用在癌症治療效果的評估，以及是否復發追蹤上的「腫瘤標記」（又稱為「癌症指數」）。

⊙圖表4-3：目前健檢免費提供的四大癌症篩檢項目

項目	資格
子宮頸抹片	30歲以上婦女，每年一次。
乳房X光攝影	45~69歲婦女，以及40~44歲二等親內曾罹患乳癌者，每兩年一次。
糞便潛血檢查	50~69歲民眾，每兩年一次
口腔黏膜檢查	30歲以上吸菸或嚼食檳榔（含已戒檳榔）者，每兩年一次。

所謂的腫瘤標記，是一種常被列為防癌健檢中的抽血檢查項目之一。它是一種醣蛋白類，是某些癌細胞在生長過程中製造分泌出來的，或是影響鄰近正常細胞，並讓癌細胞生成的物質。通常可以在患者的血液、尿液或組織中，偵測到這些物質的出現，醫師再按照其血液中的含量變化，進一步辨識腫瘤。

每當體內產生癌症細胞時，血中的腫瘤標記濃度會升高。但其他的生理因素或疾病，也有可能會造成此類物質的上升。也就是

說，腫瘤標記數值升高，其實並不表示「確定罹癌」；而數值一切正常，也不表示體內沒有癌症細胞的存在，所以，腫瘤標記只能當作參考，並不能直接用於診斷或排除癌症。

一般臨床上常用的血液中腫瘤標記包括以下幾種：

1. 癌胚抗原（CEA）

簡單來說，CEA是一種由細胞分泌至血液中的微量醣蛋白。只不過，CEA上升的原因很多種，最常拿來當作大腸直腸癌追蹤治療的腫瘤指標；而在其他胰臟癌、胃癌、乳癌、肺癌、甲狀腺癌及卵巢癌等病患血液中，也都可能會有CEA上升的現象。

另外，有一些非惡性腫瘤的問題，也會造成CEA的上升。像是吸菸、感染、發炎性腸炎、胰臟炎、肝硬化抽血檢驗等。在此同時，也有許多直、結腸癌症病患的CEA指數，也呈現「正常（mg/dl< 5）」的情形。所以，有時醫師並不建議只用CEA做為篩檢的唯一工具，而應該做為癌症治療後，追蹤是否有疾病復發的評估指標。

2. 甲型胎兒蛋白（AFP）

與AFP升高相關的癌症，主要有肝癌和生殖細胞癌等。如果受測者是屬於肝癌的高危險族群，這項指標的參考性就非常重要，並且可搭配腹部超音波的檢查。當然，其他可能會造成AFP上升的情形也包括：懷孕、肝硬化、急性肝炎恢復期等。

3. 前列腺特異抗原（PSA）

前列腺特異抗原是由男性的前列腺所製造，是精液的主要成分之一。在前列腺癌、前列腺腫大以及生殖系統發炎時，血液中PSA的濃度會出現升高現象。不過，如果要做為「前列腺癌」的篩檢工具，必須配合年齡，以及PSA每年上升速率等參數一同考慮。

4. 癌抗原125（CA-125）

這項指數又稱為「卵巢癌指數」，數值特別會在卵巢癌、子宮內膜癌、乳癌、肺癌、腸胃道癌病患的檢驗中升高。同樣的，子宮內膜異位、腹膜發炎、卵巢發炎、肝炎、肝硬化等腸道或婦產科的疾病、經期前後或懷孕婦女，也都會有CA-125上升的現象。通常在特定的族群中，例如有卵巢癌家族史者，或停經婦女發現無症狀骨盆腔腫塊時，CA-125才可以做為偵測「卵巢癌」的利器。

5. 癌抗原199（CA-199）

該數值會在胰臟癌或是膽管癌、胃癌、大腸直腸癌、黏液型卵巢癌、子宮腺癌中升高，但也會出現在膽汁滯留、膽道炎、胰臟炎等良性疾病裡。臨床上，這項指數對「胰臟癌」最有診斷價值；假設配合CEA檢驗，可對大腸直腸癌和胃癌的診斷、治療和預後，具有良好的敏感度。

6. 癌抗原153（CA-153）

數值會在乳癌、大腸癌、胰臟癌、子宮頸癌、肝癌等升高，但也有可能出現在肝炎、肝硬化、卵巢或乳房等疾病中。臨床上使用特定方法來偵測血中的CA-153濃度，可做為「乳癌」的診斷工具。

7. 癌抗原72-4（CA-72-4）

主要的檢查目的是胃癌及卵巢癌，特別是胃癌方面的檢查。當然，當病人有急性胃炎時，此數值也會短暫地略高於正常值。不過，假設是配合CA-199的檢測，更可提高胃癌偵測之敏感度。

一般來說，CA-72-4對胃癌有很高的特異性，但靈敏度相對就較差許多，特別是早期胃癌，通常不容易測得。此外，CA-72-4的另一用途便是可彌補CA-125的不足，偵測出黏液性卵巢癌（Mucinus ovarian carcinoma）的發生，因為CA-125的特異性大多

只針對「非黏液型表皮細胞卵巢癌」。

8.　EBV IgA（EB病毒抗體IgA）

　　這個檢測通常是做為鼻咽癌的第一線檢查，但要特別注意的是，本項目不可做為鼻咽癌的唯一診斷依據，只能做為「篩檢高危險群」時的參考。這是因為鼻咽癌具有遺傳性，有家族史者要多加注意，如果能早期發現，治療率會很高。但是，有少數健康人的EBV IgA也會呈現弱陽性反應。

9.　癌症風險檢測（FDP）

　　在眾多健康檢查項目中，透過血液來監測癌症狀況，是最簡單、安全的方式。過去，AFP（肝癌）、CEA（大腸直腸癌）等腫瘤標記檢測，都是常用來針對身體特定部位癌症進行偵測的一種檢測法。

　　但近年來，有一種倍受歐美癌症篩檢項目及依據所重視的「癌症風險檢測（FDP）」，則是上皮層癌細胞在體內增生、壓迫周邊正常細胞時，所產生具癌症特異性之纖維蛋白原裂解的產物。藉由血液中FDP增減的情形，可幫助推斷個人罹癌風險的高低。當罹癌風險高的時候，再經由醫師的專業診斷，進一步確認指數異常者是否真的遭受到癌症的侵襲，以及癌症發生的部位在哪裡。

　　一般來說，FDP檢測同時具有「安全性」及「廣泛性」的優點。因為只需要5c.c.血液，就可以檢測出肺癌、乳癌、肝癌等14種上皮層癌細胞濃度，涵蓋了國人常見的癌症，可以幫助醫師更有效地掌握病患的身體癌化狀況，將防癌工作不只提前到癌症初期，更在癌前就開始監測與控制。曾有醫師建議：家族有癌症病史、工作壓力大、生活作息不正常，或經常吸菸、喝酒等罹癌高風險族群，建議每年都能做FDP癌症風險檢測，以掌握黃金治療期。

最後值得再三強調的是：所有的癌症篩檢方式都有其缺點。因此，完整的癌症篩檢不能單靠某一種檢查，還是需要多種檢驗方法共同配合，才能有助於癌症初期的提早發現及診斷。

本篇參考資料

1. TCI華人癌症資訊網（http://www.totalcare.org.tw/）

2. 行政院衛生福利部（http://www.mohw.gov.tw/CHT/Ministry/Index.aspx）

Part **5**

讓數字透露實情
——利用健康檢查
了解身體狀況

所謂的「身體檢查」，是指「以健康為中心的身體檢查」。由於它是尚未出現明顯疾病時，對身體進行的全面檢查，以便瞭解身體情況或可能罹患的疾病，因此一般又稱為「預防保健性身體檢查」，有別於以疾病診治為目的的「醫療性體檢」。

這種身體健康檢查最早出現在 1940 年代的美國。1947 年時，美國醫藥協會首次提出了「身體檢查」的概念，並開始鄭重建議35 歲以上的健康人，應該每年做一次全面的體格檢查。

但是，為什麼要做身體（健康）檢查呢？其主要目的就在於：它是讓一般民眾在還沒生病前，就先找出危險因子，以「及早發現」、「及早治療」。特別是現代疾病中以慢性疾病為多，透過健康檢查有機會先一步揪出慢性病的隱形殺手。

例如美國明尼蘇達州在 1993 年，曾經對 46,000 名 50 歲以上居民所做的調查結果顯示，每年做結腸癌預防檢查者死於結腸癌的機率，比完全不做檢查的人低 33%。也就是說，如果能夠做好預防保健，就可大幅減少未來的醫療支出。

身體健康檢查是
個人能力的體現

　　世界衛生組織曾經在 1986 年，進一步定義：「健康是人人能夠實現願望，滿足需要，改變和適應環境的狀態。健康是社會和個人的資源，身體檢查是個人能力的體現。」

　　只不過，要判斷一個人的身體狀態是否健康？或是有沒有疾病？並不能單從外在觀察來判定，必須借助一些儀器與評分表，來進行人體的生理、心理和社會適應狀態的全面性檢查。

　　因此，身體檢查的目的，就在於了解受檢者的健康狀況。當身體檢查出現異常情形時，有些是生理性的變異，只需要定期複檢；有些則是導致疾病的前兆，可以透過一些生活與飲食、運動的改變，讓不正常的情形恢復正常；當然，也可能就是疾病的診斷依據，需要再經過進一步的檢查及確診。

　　21 世紀的預防醫學，是以「促進健康」為目標，而醫師的職責不只是罹病後的治療，更應該是在疾病尚未形成之前，進行預防性的「避免」。所以，透過定期的身體（健康）檢查，預先發現影響健康的相關因素，就成為一種促進身心健康的重要措施和保證。

　　目前，除了健保有給付的檢查，包括未滿 4 歲兒童、40 歲以上成人的預防保健，婦女子宮頸抹片檢查，以及產前檢查之外，各大

醫院或診所也紛紛投入「由民眾付費」、檢查項目更琳琅滿目的健康檢查業務。而根據新光健康管理公司洪子仁總經理之前所做過的分析，臺灣一年健檢市場大約有160億新台幣（包含自費健檢與體檢）之多。

冷笑話集

爸爸平常在叫小女兒時都以小公主稱呼，

有一天爸爸叫小女兒：「小妹妹來～」

小女兒回答說：「我不是小妹妹，我是小公主。」

（廖惟妍 提供）

健康檢查的限制

　　但是，市場大、項目多，就代表民眾真的能從檢查中找到健康嗎？實際的情形是：健康檢查的報告書並不是「保證書」。所以，一般民眾並不能對健康檢查抱持著過高的期望，而只能在了解健康檢查既存的限制之下，用平常心來看待健檢。

　　理論上，健康檢查裡的項目越多、越完備，檢查出來的結果之可信度也就越高。只是，一方面受限於檢查費用不能無限制增加，再加上普通的健康檢查不可能提供民眾「從頭到腳」的徹底檢查，當然就無法找出所有可能致病的危險因子，或是所有可能發生的疾病。

　　例如，之前就有不少案例，每年都花錢做全身健康檢查，且身體狀況一向不錯，卻在感覺不舒服後進一步檢查之下，才發現自己罹患了癌症，讓不少民眾也懷疑：健康檢查真的能保證健康嗎？

　　事實上，健康檢查數字一切正常，並不保證人一定也是「健康」的。因為在健檢的過程中，充滿了各項的變數，這裡面包括了：檢查的工具、設備、方法、操作、使用的醫護人員素質、熟練度等，都將影響健檢的結果與品質。

　　首先，由於健檢過程中「醫師的專業判讀」最為重要，假設醫師沒有解讀檢查數據的能力，或輕忽解讀的重要，就有可能會遺漏病端。因此，健檢之後是否能夠真的「及早發現」，與「有沒有專

業醫師的判讀」關係密切。

其次，檢查方法的敏感度不佳，就找不出真正罹病的人；或者是當「正確測出沒病的比率較低（特異度不佳）」時，就無法排除真正沒病的人出現「有病的人得不到警告，沒病的人反受折磨」的結果。

舉例來說，檢測有無罹患肝癌的大便潛血反應，其敏感度只有約20~30%左右。也就是說，在罹患肝癌的100人中，能藉此檢查得知罹病的，只有20至30人。

另外，像是「檢測有無心冠動脈疾病」的運動心電圖，其敏感度約只有62%。也就是大約有38%真正有心臟病的人，無法被正確診斷出來，被誤解是「沒病」。在此同時，這項指標的特異度為89%，代表有11%沒病的人，反倒可能被誤診患有心冠動脈疾病。

再者，健檢能不能真正檢查出「健康與否」，也與「疾病本身的限制」，也就是檢查技術、病程發展快慢等有關。舉例來說，用超音波來檢查有無腫瘤，腫瘤必須超過0.5公分，才能藉由超音波檢測得出；假設體積小於0.5公分，就算有腫瘤的存在，在「機器敏感度不足」的限制下，也無法單從超音波檢查出來。

除了檢查技術受限外，有些疾病原本就很難查出，或是發病時間太快，也不能怪罪於健康檢查的「無法檢出」。例如，過去就曾經出現，有些肺癌腫瘤的位置剛好被心臟所遮蔽，照X光也很難發現癌症，等到照X光可發現時，也可能不是早期癌症了。

更重要的是，有些病在正常與得病間很難劃分（也就是存在許多「灰色地帶」），也減弱檢查的準確度。舉例來說，用來檢測肝癌的胎兒蛋白指數，有少部分肝癌病患的指數就是不高；在此同時，卻有一些肝炎患者的指數也會飆高。也就是說，就算胎兒蛋白的指數偏高，有可能是罹患肝炎而非肝癌。

因此，面對健康檢查的局限性，「民眾的自覺」是很重要的。也就是說，如果身體有任何異狀，就要趕緊就醫，千萬不要以為不

打造不生病的健康生活

久之前才做過檢查，身體絕對保證健康。特別是在健檢之後，出現「需要進一步追蹤」的項目時。

更重要的是，健康檢查的結果是很粗淺的，一般民眾還需要再進一步的檢查，才能知道問題的所在。更何況從「預防勝於治療」的角度來看，維持良好的生活習慣（包括飲食、運動、保持心情愉快等），會比做非常高級的健康檢查還有效果。

舉例來說，像預防肺癌的方法，最重要的應是戒菸，而不是照肺部X光。所以，民眾應該要有這樣的正確觀念：固定健康檢查只是輔助性的，最主要還是養成良好的生活習慣才是。

四大原則，決定高階健檢是否「買單」

　　身體檢查是用醫學手段和方法，進行身體各項狀態及功能的檢查。一般基本的全身健康檢查，包括量體重、測血壓、X光檢查、心電圖，以及超音波等。至於實驗室裡的生化檢查項目包括：血液常規檢查、尿液常規檢查、血脂、血糖、肝、腎功能檢查等。

　　目前市面上「非健保（自費）」的健康檢查費用，便宜的約3000元左右就可搞定；如果到大醫院（有附設醫學中心的教學醫院），全身健檢費用至少要一萬元起跳，甚至還有更貴的費用。

　　但基本上，價錢的高低主要是看檢查項目、內容，以及是否有特殊疾病檢查等。目前，如果是政府有補助的一般檢查，大概就只有基本的血液檢查、尿液檢查、身高體重、牙齒視力檢查，以及健康諮詢等；至於較精密仔細的檢查，就要看民眾所選擇的內容多寡，以及精細程度而定。

　　整體來說，不同年齡層的體檢重點不同，全身健康檢查項目也會不一樣，所以價格也會存在差異。一般來受檢者的年紀越大，項目相對就多，價格當然也就更貴。

　　另外，不同健康檢查機構的收費標準也會有差別。像是體檢醫師的專業判斷水準、體檢設備的好壞、服務品質，以及體檢機構的

評鑑等級等，都會影響到健康檢查的費用高低。

既然價格差別這麼多，多數民眾就常會出現這樣的疑惑：健康檢查是「越貴越好」嗎？其實也未必。一般來說，如果是年紀輕、平日沒有特別不良飲食、生活習慣的人，目前健保針對40~65歲民眾所提供的「每三年一次」的免費健檢，就已經足夠。此外，針對婦女朋友，30歲以上有子宮頸抹片檢查，45歲以上則有免費的乳房攝影檢查。

不過，隨著生活水準的提升，現代人不只希望在生病時能夠得到最適當的治療，更希望能透過定期的健康檢查，預先掌握自己的身體狀況，最好能夠在疾病惡化前，就發現問題，達到「及早治療、早日康復」的目標，特別是連續32年成為國人十大死因之首的癌症。提到能夠在癌細胞生成的初期，就揪出病灶的醫療儀器，可藉由準確度及特異性高、影像佳的儀器，如磁振造影（MRI）與正子攝影（PET）來輔助檢查了。

目前，標榜新式醫療器材的健康檢查之價格通常都不低，最便宜的要上萬元，貴一些的「頂極健檢」甚至可達十數萬元之譜。當然，越是先進的儀器，就能夠找出越微小的病灶，但是，一般民眾是否要為這些高階健檢「買單」？最好要根據以下幾個原則及思考角度：

1. 是否超過自己的能力負擔？

也就是說：會不會因為花錢買了健檢療程，反而犧牲了其他可以促進身體健康的飲食及活動？或者是造成經濟上更沉重的壓力？

健康檢查的目的，就是希望透過預防或早日發現病灶的方式「及時治療」，讓生活變得更加健康。只不過，假設因為這樣而讓經濟負擔過於沉重，或是讓身體承受了原本不需要承擔的風險，就完全不符合預防醫學的初衷。

2.注意「任何檢驗儀器都有盲點與死角」

以核磁共振為例，雖然可以偵測到0.3~0.4公分癌細胞，正子攝影甚至可以發現0.1公分以上的癌細胞。但任何儀器都不是萬能的，且昂貴的檢查也有盲點，仍然有偵測不到的死角，或偽陽性的問題。

3.注意檢查的風險

新式的檢查儀器雖好，但不可避免的，還是會有一定程度的風險存在，例如放射性檢查有更高的輻射量，會讓自己暴露在更多的輻射劑量之下。例如，做一次正子攝影的輻射量，大約等於照100次X光的總和，幾乎是一般人一年輻射建議量的10倍。至於一些侵入性的檢查，也有可能造成身體的傷害。

這些民眾要承擔的風險，除了需要醫師事先清楚說明之外，一般民眾最好也要詳細評估這些風險，是不是落在自己身體可以承受的範圍之內？並據此做出合適的選擇。

4.最好做為基本健檢之後的「再確認」

隨著檢驗技術進步、疾病預防觀念越來越強的趨勢下，越來越多人定期二至三年願意採用高單價磁振造影來排除罹癌的疑慮；至於擔心心血管疾病者，也會選擇先採取非侵入性的心臟電腦斷層，來檢視心臟動脈狹窄及硬化程度，以進一步評估是否需心導管手術的介入。

但事實上，較高階的特殊儀器檢查如核磁共振、電腦斷層、正子等，一般很少當作例行健檢的項目。以核磁共振與正子攝影為例，這兩種檢測的主要作用是在於：已經懷疑罹患癌症，必須進一步確認癌症發生部位，或是癌症治療後，持續監控是否復發時使用。

因此，用它來做為一般健康篩檢工具，目前在醫界仍有相當的

爭議性。且假設民眾都沒有察覺到身體不舒服，平時基本的健康檢查所呈現的相關數據也正常，就沒有必要冒風險、花大錢來接受更高階的健檢療程。

更何況，除了這些費用昂貴的高階儀器之外，也不是沒有其他「可替代方案」。舉例來說，有家族病史、吸菸或曾患肺結核，有肺癌疑慮的患者，當只照胸部X光已不能滿足時，也可選擇不需要施打顯影劑的低劑量肺部電腦斷層檢查（LDCT），以偵測早期肺部腫瘤。

最後想要提醒的是，現代人由於生活過於忙碌，常常忽略了自己的身體健康，在購買高價健檢療程之前，還是建議大家先檢視自己的身體狀況，感受一下是不是有不尋常的地方？

假設這種現象持續一段時間都沒有改善，應該要盡早就醫、諮詢醫師的意見，這個應該是優先於健康檢查之前，每個人都需要注意的自我健康管理課題。

接下來，透過例行的健康檢查，可以幫助我們發現自己感受不到的身體變化，例如血壓是不是正常？膽固醇或血糖有沒有過高？肝、腎功能是否正常等。找出身體出現變化的原因之後，就是按照專科醫師的建議，不論是透過藥物的治療，或是調整生活作息和飲食習慣，以便逐步地恢復健康，並避免可能突如其來的疾病侵襲。

評估健檢項目的必要性

由於健檢不是項目做得越多越好，也未必是越貴就越有效。因此，為了避免因為隨便亂選，既浪費醫療資源，又傷了自己的荷包，最好的方法是以下面五大角度進行評估。

⊙圖表5-1：健康檢查評估表

個人病史	過去曾經罹患的疾病，例如肝炎帶原、脂肪肝、膽結石、消化道潰瘍等。還有，也可以把目前長期使用的藥物納入考量，順便評估藥物對身體的影響。
生活習慣	是否吸菸、喝酒、嚼檳榔、熬夜、憋尿、常吃燒烤或醃漬物、不運動等。
家族病史	是不是有家族遺傳疾病，像是高血壓、糖尿病、地中海型貧血、癌症等。
專業諮詢	藉由專業醫師的諮詢及評估，以進行更「個人化」的檢檢項目。
檢測追蹤	檢視過去的檢查報告內容，針對之前有「異常」的指數，再加強該系統檢項。

事實上，正因為健康檢查有許多變數及局限性，最好的檢查應該是配合個人的健康情形進行「量身訂製」。也就是說，在固定的檢查項目之外，再針對個人的病史、家族病史等，與醫師做深入溝

通與增加。甚至，也可以透過家庭醫師的制度，由長期了解你身體狀況的醫師，建議何時該做檢查？以及該做什麼檢查？

　　一般來說，每個人需要做健康檢查的理由不太相同。不過，以下幾種年齡及情況的人，建議最好要考慮做健康檢查。

1. 30歲以下，有自覺症狀者：例如「體重無緣無故減輕」、「食慾變得很差」、「體力大不如前」、「感到疲倦無力，但沒有確實病因」的人，就可以考慮做健康檢查了。

2. 30歲以上，有以下情況時，應該要「每年」最健康檢查：每天都吸菸、喝酒，本身是B、C肝帶原者，必須長期在污染環境中工作，家族裡有癌症病史、糖尿病或其他遺傳病史。

3. 40歲以上的人，「每年」一定要做健康檢查。

注意醫療幅射暴露量

　　長庚大學醫學影像暨放射科學系教授董傳中，曾經在行政院原子能委員會與美洲保健物理學會臺灣總處舉辦的「2011輻射效應國際研討會」上指出，臺灣民眾做斷層掃瞄和心血管介入性X光透視等，放射性輻射醫療檢測的比率逐年攀升。

　　根據他的統計，截至2008年為止，國人每年接受電腦斷層（CT）掃描的輻射暴露量，已超過全年醫療輻射總量的一半；而臺灣每人接受的年平均醫療輻射劑量達0.74毫西弗，等於每個人一年就會照一張X光攝影。雖然這樣的劑量，並不會造成受檢者的立即危險，但他仍建議民眾，盡量避免不必要的放射性檢查。

　　國內放射線專家表示，「許多醫師一旦發現病人有問題，多半『先照CT再說』；加上部分健檢中心大力鼓吹冠狀動脈電腦斷層檢查，或者拿正子電腦斷層（PET／CT）掃描當作癌症篩檢利器」，使得國人醫療幅射暴露量逐年增加。

　　以CT為例，目前幾乎已變成「例行檢查項目」，因為年輕一輩的醫師越來越依靠影像檢查做診斷，對於被送到急診的病人，往往不用傳統的病理學檢查，就直接給病人照CT。當然，也有部分醫師因為擔心醫療糾紛上身，而用「全套的檢驗、檢查（包括CT等）」進行「防禦性醫療」。

　　此外，也有醫界人士表示，近年來醫界許多檢查都採外包制，

打造不生病的健康生活

或由儀器廠商免費提供醫療設備，再和醫院拆帳，進一步促使醫院競相引進高科技儀器。各醫院再透過標榜引進最新的256切或640切的冠狀動脈電腦斷層，或是正子電腦斷層（PET）當作健檢利器，以吸引不少病患自費健檢。

但如果深入了解這些受檢項目，其實有很大比率的醫療輻射暴露可能只是未必需要的「熱門」檢測。因此，建議民眾最好經由醫師評估、分析後再做相關檢查，避免不必要的醫療輻射。

⊙圖表5-2：健檢的頻率該是多少？

檢查項目	第一次檢查年齡	檢查頻率
牙齒	1歲	每年至少做一次
視力	3歲	以後視情況每3~5年檢查一次
膽固醇	20歲	以後每5年做一次
血壓	10歲	以後至少每2年做一次
子宮頸抹片	女性在18歲或第一次性行為後	以後1~3年檢查一次。而在獲得連續三次陰性結果後，間隔時間可以拉長。
乳房	女性40歲	至少50歲做一次乳房攝影檢查
前列腺	男性50歲	
大腸鏡	50歲	以後每3~5年做一次

（資料來源：整理自「三本診所」）

新型態健康檢查方法

1.基因檢測：找出存在於體內的遺傳祕密

基因是DNA分子上的一個功能片斷，它是遺傳資訊的基本單位，也是決定一切生物物種最基本的因數；基因決定人的生老病死，是健康、美醜、長壽的因，也是生命的操縱者和調控者。

根據美國衛生及公共服務部的部長諮詢委員會（Secretary's Advisory Committee on Genetics, Health, and Society, SACGHS）對於「基因檢測（Genetic Test）」的定義是：「為分析人體染色體、DNA、RNA、基因或基因產物的檢驗」，它主要用於偵測與疾病和

Point

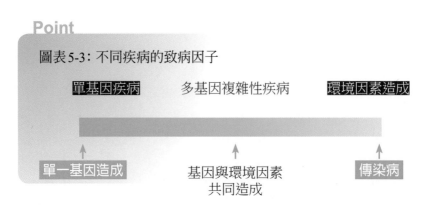

圖表5-3：不同疾病的致病因子

單基因疾病　　多基因複雜性疾病　　環境因素造成

單一基因造成　　基因與環境因素共同造成　　傳染病

（資料來源：英惠家庭醫學診所）

健康有關的先天遺傳，或身體突變。

正因為每個人的DNA基因都是獨特的個人化資訊，造成每個人的先天體質、健康狀況及特徵等都不相同。所以，目前基因檢測在臨床醫學上的應用範圍很廣，其中與基因檢測有關的是「單基因、染色體遺傳疾病診斷與帶因篩檢」，以及「多基因遺傳疾病基因檢測」。

(1) 單基因、染色體遺傳疾病診斷與帶因篩檢

依據造成遺傳性疾病的原因可以將其區分成：「單一基因缺陷」，或是「染色體變異」所引起的遺傳疾病。這一類遺傳有關的疾病有四千多種，常見的單基因遺傳疾病有蠶豆症，至於染色體變異常見的問題則是唐氏症。

通常，單基因的遺傳比較簡單，例如常見的「捲舌」是顯性的遺傳，如果父母親有的話，小孩就會有；有一些遺傳則是隱性的，雖然父母親都帶有這樣的基因，只要有另一個好的基因存在就不會顯現出來，只有當生下的小孩具有兩個都是不正常基因的時候，症狀才會顯現出來。

(2) 多基因遺傳疾病基因檢測

雖然單基因、染色體遺傳疾病種類繁多，卻只占所有疾病人口中的一小部分。絕大部分（約80%以上）的重大疾病，是受到多個基因共同調控的「多基因遺傳疾病」，例如多數癌症、心腦血管疾病、第二型糖尿病、痛風、阿茲海默症（老年失智）、帕金森氏症、青光眼、黃斑部病變、骨質疏鬆、憂鬱症、肥胖等，都是生活周遭常見的慢性重大疾病。

相對於單基因或染色體遺傳疾病，多基因遺傳疾病的成因相當複雜。它除了同時受到先天遺傳基因的調控之外，與後天的生活環境與習慣也有相當大的關聯性。

也就是說，由於先天與後天的因素影響各半，因此，如何以「後天克服先天」的方式，透過基因檢測來預知罹病風險，並配合專業醫師的指示積極預防，就成為現代預防醫學裡的重要工作。

(3) 先天體質、特質潛能分析

過去傳統醫界對於「體質」的認知，通常只是一個非常抽象的概念。但在2003年人類基因體解碼後，科學家和醫學界逐漸了解到，所謂的「體質」，就是「先天基因遺傳的多樣性，綜合後天條件的長期影響下所造成的結果」。

當「基因型（Genotype）」出現變異，經常也就代表著「表現型（Phynotype）」的不同，所造成的結果就是一般所說的「體質上的差異」。例如，有研究發現，帶有UCP1（Uncouple Protein 1，一種控制細胞基礎代謝速率的關鍵）基因變異的人，平均每日基礎代謝速率會比一般人低80~100大卡，因此容易累積熱量而造成肥胖的狀況。

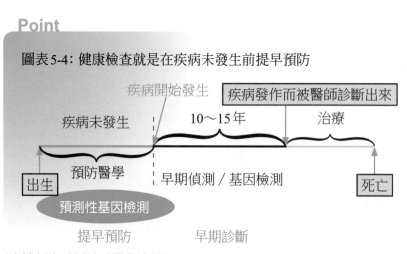

Point

圖表5-4：健康檢查就是在疾病未發生前提早預防

（資料來源：英惠家庭醫學診所）

過去，基因檢測主要是針對單一基因性遺傳疾病。只不過，這類疾病大多屬於非常罕見的疾病，好發率普遍低於萬分之一。因此，目前預防性的基因檢測的新主流，是針對「多基因複雜性疾病」進行檢查。多基因性疾病檢測能夠「提早了解自己身體基因的祕密，才能做正確且有效的健康管理，延緩或是避免疾病的發生，達到預防醫學真諦」，成為時下基因檢測的要角。

2.過敏原檢測：讓你遠離反覆過敏的惡性循環

　　臨床上，有很多皮膚病的發生及發展，幾乎都與接觸「過敏原」有關。但是，如果醫師對於過敏性疾病的患者，只是進行所謂的「症狀緩解」，並沒有找到引發過敏的真正原因，當然就做不到針對性的預防和治療，將導致病情反覆加重、久久不癒。

　　過去有研究曾經發現，國內國小學童大約有六成到七成，出現某一項的呼吸道過敏。其中，又以過敏性鼻炎最常見。而除了呼吸道過敏之外，約有一到兩成的國小學童有皮膚過敏的現象。

　　由於兒童過敏的情形十分普遍，近幾年市場上不少診所、健檢中心，就推出過一種名為「過敏原檢測」的收費服務。受測者只要抽血約 5 c.c.，幾週過後就可以得知結果。而檢測過敏原的項目，涵蓋了百種以上的食物，以及數十種吸入性過敏原，實在讓人眼花撩亂。

　　所謂「過敏原檢測」是採用酶免疫法，進行快速、準確且無痛的方式檢測過敏原。這種方法可以對患者血清，或血漿中的過敏原（總IgE、總IgG、特異性IgE 等）進行定性和定量檢測，也就是以「特異性IgE抗體的濃度高低」，來代表「過敏反應」的輕重。

　　一般過敏原的途徑可分為：吸入性、食入性及接觸性。其中，會引起呼吸道過敏是「吸入性」的過敏原。以臺灣為例，因為屬於潮濕的海島型氣候，所以，跟國外多因吸入花粉引起過敏不同，臺灣以室內的過敏原居多，其中多達九成都是因吸入塵蟎過敏，剩下

來的10%，則是貓毛、狗毛、鳥毛等動物的毛屑，以及蟑螂和房屋壁癌、潮濕空氣中散布的黴菌等所引起。

另外，會引起皮膚過敏的過敏原中，異位性皮膚炎是以「食物」的過敏原最常見；有少部分的人則是因為塵蟎「黏」在皮膚上而引發皮膚症狀。甚至，還有人是因為皮膚有傷口，感染金黃色葡萄球菌。至於引起蕁麻疹的過敏原，則大多是食物和藥物過敏引起。

因此，一般有氣喘、過敏性鼻炎的呼吸道過敏患者，即使不去做過敏原檢測，八九不離十，吸入性的過敏原可以「猜測」到答案就是塵蟎。只要先做好自我防護及居家環境的整理，多半能夠減輕過敏的情形。

假設是因為食物所引起的過敏，目前業者所提供的慢性食物過敏品項，就有超過一百種。但是，經常會引發過敏的六大類食物，第一是「海鮮類」中蝦、蟹、貝類等有殼海鮮；第二、第三及四的是「奶蛋類」中的蛋白、蛋黃與牛、羊奶；第五、第六是「穀、核果類」的花生等堅果類，以及豆漿、豆腐、豆花等黃豆製品。另外，「蔬菜水果類」中的奇異果、芒果、柑橘類，也是較為常見的食物過敏原。

雖然透過「過敏原檢測」，可以讓深受反覆過敏痛苦的人，知道該如何避免重複過敏的現象。但是，一般人對於這種檢測，似乎存有以下錯誤的迷思：

(1) 有過敏現象，就一定要做過敏原檢測？

首先，有些過敏原可以經由自我防護，以及居家環境的整理而獲得改善，不一定要透過抽血來進行過敏原檢測。

其次，因藥物過敏引發蕁麻疹，目前尚無法進行藥物的過敏原測試。所以，就算是對藥物過敏者，也沒有辦法透過過敏原檢測確認。

打造不生病的健康生活

再者，過敏原檢測仍有侷限性。一般說來，其準確率大約是七、八成左右，因此僅是做為輔助診斷的工具，檢測結果絕非百分之百萬無一失，也不是檢驗的項目越多越好。

　　過敏原檢測除了有準確度的問題外，也有年齡上的侷限性。雖然目前對於兩歲以下嚴重過敏的嬰幼兒，仍會進行過敏原檢驗。但由於兩歲以下嬰幼兒體內的IgE抗體濃度很低，因此，就算驗不出過敏反應，也不代表不會過敏。

　　此時，建議等到兩歲以後再進行檢驗，結果較為準確。在此之前，可以先避免進食常見的六大類食物過敏原，避免孩子發生過敏反應。另外，做過過敏原檢測後，下一次還想再做，建議應間隔三年，否則結果會大同小異。

(2)檢查越多種過敏原項目，才越準確？

　　過敏原檢測不必迷信項目越多越有效。目前過敏原檢測是採用試劑，當檢驗項目過多，因為牽涉到試劑的成本問題，可能會影響到檢測的準確性。建議還是從基本的常見過敏原檢驗起就可以，而且，目前全民健保也會針對「符合適應症」的患者，進行相關費用的給付。

(3)小時候有過敏現象，一輩子都不會好嗎？

　　事實上，過敏兒會隨著年紀增加，因體內賀爾蒙變化，自然而然改善體質。一般來說，大約有七成的兒童過敏，到青春期時就會自動好轉；只不過，假設青春期時仍然不見改善，因體質已經固定，過敏就有可能持續一輩子。

　　由於「青春期」是過敏是否好轉的關鍵，因此，除了要配合醫師指示好好用藥外，更要盡量避免接觸過敏原，才能促進孩子改善體質。

(4)聽說補充維生素，或是吃增強免疫力的食物或藥物，可以改善
   過敏體質？

　　維生素C、深海魚油是可以減少體內的自由基，進而改善過敏
體質，但仍需要依照衛生福利部的建議量適當攝取，並不是吃越高
劑量越好。另外，可以改善過敏的特定益生菌，也有助於減少過敏
的發生。

　　至於吃增強免疫力的食物或藥物，由於過敏患者體內的免疫系
統已過度敏感，如果再亂吃保健食品，很可能「強在不該強的地
方」，甚至適得其反，讓過敏情況越來越糟。建議最好先諮詢過醫
師的意見再食用。

(5)可以自行實驗確定過敏食物，並進行飲食控制嗎？

　　通常，一個人的過敏食物只有特定一種或幾種，只要找出此種
個人的過敏原後，其他常見的過敏原食物就可以安心吃，不需要忌

Point

健康生活守則

　　中壢長榮醫院胸腔內科蔡富聰副院長，有關過敏性氣喘保
健的小叮嚀：

　　因環境與生活飲食的改變，罹患過敏性氣喘的人越來越
多，特別是小孩子，但臨床上仍有許多人未被診斷出來。氣喘
是氣管的慢性發炎，輕則咳嗽有痰，重則呼吸喘促，甚至危害
生命。若有胸悶、久咳不癒或喉嚨長期有痰，有可能是氣喘，
一定要找胸腔科醫師做進一步檢查。

　　過敏原檢測可以找出可能的過敏原，經由預防措施，可以
降低氣喘發作，甚至完全改善。

　　塵蟎是最常見的過敏原，保持居家環境乾爽，避免過於潮
濕，可以降低塵蟎數量。

口。千萬不要為了怕過敏，而變成「這不能吃、那不能吃」，反倒會造成孩子營養不均衡，甚至營養不良、影響發育。

如果不想花錢做過敏食物的檢測，也可以自行實驗，透過實際「吃吃看」方式來確定。一旦吃到某種食物後，皮膚出現過敏反應，隔天沒吃時則沒有過敏反應，就可以確定這項食物是過敏原。

Point

過敏者的平日保養：

要徹底避免過敏的發生及反覆發作，平時就要盡量避免接觸過敏原。

以「呼吸道過敏」為例，居家生活首先要避免接觸塵蟎。由於肉眼看不見的塵蟎常會躲在寢具裡，因此每週一次清洗被單、床單、枕頭套時，最好以60℃以上的熱水燙過，或是洗淨後在大太陽底下曝曬一段時間，才能有效殺死塵蟎。除了每週進行寢具的消毒、殺菌外，家中最好不要使用地毯、不給孩子絨毛玩具，並且用皮沙發取代布沙發，以百葉窗取代窗簾布等。

由於呼吸道過敏是因吸入過敏原而引起，因此家中清掃時，患者應避開，以免吸入揚起的灰塵。如果是對動物毛屑過敏，家中最好不要養寵物，不然就要將動物的毛剃光；假設是對黴菌過敏，必須經常除濕，減少黴菌孳生。

如果檢測發現過敏原是金黃色葡萄球菌，只要皮膚上一有小傷口，就要擦抗生素，以便讓傷口快速癒合。

假設是食物過敏，就要找到會導致過敏的食物，並避免食用。此外要注意的是，冰冷食物雖非過敏原，但屬於刺激物。所以，有呼吸道過敏的患者，平日就應該避免吃冰冷食物或吸入冷空氣。一旦氣溫驟降時就要戴口罩，以免過敏發作或更嚴重。

舉例來說，如果懷疑自己對蝦子過敏，就鎖定蝦子這一項進行測試，而測試期間內，不要同時吃其他沒吃過的食物。

3.心血管檢查：降低可能的嚴重死亡威脅

　　心血管疾病幾乎都是國人十大死因中，僅次於癌症的第二、三名。正因為其高危險性，更突顯出心血管檢查在此類疾病的臨床診斷、危險分層、治療方案選擇，以及預後判斷中所代表的重要意義。

　　一般人做心血管檢查，主要是為了發現最常見的「（心）血管是否阻塞」、「是否可能發生心肌梗塞」等可能性。當然，心血管還有很多可能會發生的問題，像是心臟出現雜音、心臟瓣膜缺損等。這部分比較常見的項目，還有以下幾種檢查：

(1) 心電圖、運動或24小時心電圖

　　在以前影像醫學還沒有這麼發達的時候，心血管疾病只能用間接的方式來推測。心臟的跳動是因為有心肌電氣細胞，用來促進心臟自動放電與收縮。而心電圖就是利用微電極技術，來記錄心肌細胞內外的電位差，以了解心臟是否正常運作。如果這項檢查數據異常，則代表可能有心律不整的問題。

　　至於在跑步機上測量的運動心電圖，就是透過增加心臟耗氧量及身體體能負荷的方式，一旦心臟因為運動出現缺氧狀態，心電圖上出現變化，就能反推是否因血管阻塞所引起。

(2) 核子醫學心肌灌注檢查

　　這是利用核子顯影方式，來看心臟是否缺氧、血管是否阻塞等問題。其方式是：先注射顯影劑，再檢查休息及運動時的核子顯影，以進一步觀察心臟缺氧的情況，以及血管阻塞的位置。也因為需要注射顯影劑等考量，一般健檢不一定都會安排此項檢查。

(3) 心導管檢查

　　其檢查是將一條細長柔軟的不透光導管，由鼠蹊部股動脈插入，往上推至心臟部位，藉以獲得心臟血流動力、氧氣含量、病變位置等資料，以評估心臟血管病變及阻塞等情況。雖然心導管檢查兼具檢查及治療功能，但因為必須住院，而且是侵入性的檢查，風險較高，一般健檢並不會安排，通常是高度懷疑有心血管阻塞等情況，才會安排此一檢查。

(4) 64、128或256切心臟電腦斷層掃描

　　近幾年不斷進步的64切，甚至128、256切電腦斷層掃描，是經由靜脈注射顯影劑，再利用電腦斷層掃描的重組技術及血管影像，來觀察心房、心室的情況，並評估三條冠狀動脈的管壁、管腔之鈣化、狹窄或阻塞狀況，會不會有心肌梗塞等，估計準確度可達95%以上。但是，由於檢查會有輻射劑量照射問題，不是所有的健檢都會安排此檢查。

(5) 心臟超音波

　　這種心臟結構和功能的評估，是為了解心臟大小、收縮情形、血流方向及流速等，來評估冠狀動脈是否狹窄，也可以偵測心臟瓣膜活動及是否有缺損等，是一種安全、非侵入性的檢查。

(6) 頸動脈超音波

　　它是利用超音波來測定頸動脈血管的管徑與血流變化，以評估頸動脈是否有硬化斑塊、狹窄或是阻塞等現象。身體各部位的血管，都可能因為吸菸、飲食過於油膩等，而導致血管受影響、粥狀動脈硬化等。其中，頸動脈又與中風有很大的關係，假設頸動脈有阻塞問題，其他心血管也有高度風險，頸動脈超音波也就成為心血管檢查的重要項目之一。

⊙圖表5-5：各種心血管檢查的優缺點

檢查項目	優點	缺點
運動心電圖	無輻射、檢查時間短、費用便宜，準確度約七成。	使用有限制，例如骨骼不好、不能跑步的人就無法做；久未運動的人也不適合。
心電圖或24小時心電圖	無輻射、安全且無副作用。	心律不整常是突發性的，且一下子即消失無蹤，因此檢查常受限於時間地點的影響，不一定能找到心律不整的問題。
核子醫學心肌灌注檢查	準確性較高些，約八成。	檢查時間較久，且要注射顯影劑，有輻射問題，所以檢查後要多喝水。孕婦不適合。
心導管	可直接看到檢查部位，且一旦檢查發現問題，可一併治療。	也有輻射，且為侵入性檢查；所以在高度懷疑，或要合併治療、放置支架時，才考慮使用。
64切或256切心臟電腦斷層掃描	準確度高達95%以上，若檢查沒有問題，就不必受心導管等侵入性檢查之苦。	有輻射，必須自費且有價格考量。
心臟超音波	無輻射，非侵入性，且可馬上直接看到檢查結果。	主要看心臟瓣膜功能、心臟收縮力等，無法直接看出血管阻塞與否；判讀有技術性及專業性。
頸動脈超音波	非侵入性，安全、方便。	只能看到頸動脈有無硬化阻塞等，檢查不到腦內血管的硬化或斑塊。

（資料來源：全民健康基金會）

打造不生病的健康生活

不過，隨著科技的進步，有不少透過血液中特殊成分所進行的新式心血管疾病檢測項目，也不斷地推陳出新。目前，臨床常見心血管疾病可選擇的檢測類別有以下四種：心血管檢查冠狀動脈疾病的危險因素檢測、心肌損傷和心肌梗塞檢測，以及心力衰竭和心臟功能檢測。

一般來說，如果是心血管疾病的高危險群，例如有高血壓、高血糖、高膽固醇等三高慢性疾病；或有吸菸、肥胖、忙碌、工作壓力大、心血管疾病家族史、年紀超過40歲等，建議務必要定期做檢查，以評估罹患心血管疾病的危險性。

通常，標準的心血管疾病健康檢查是至少「一年一次」，其內容包括了：抽血、心電圖等基本檢查。如果基本檢查結果已懷疑為心血管疾病患者，最好立刻到門診做更詳細的相關檢查。

同時，也要再根據基本的檢查結果，進行後續檢查頻率的參考。以身體健康者為例，大約每兩、三年做一次比較高階的檢查，像是64切或256切心臟電腦斷層掃描等；一旦歸類是屬於高危險群群，最好再根據「較為主要的危險型態」，每年做一次相關檢查。

4.無痛胃腸鏡檢查：提早揪出可能致病病灶

近幾年，大腸癌及胃癌都位國人十大癌症之中。單以大腸癌為例，統計顯示每42分鐘就有1人罹患大腸癌，且年齡有不斷下降的趨勢。醫界認為，國人飲食習慣西化、作息不正常，讓大腸內容易增生具有癌化風險的線瘤性瘜肉，是國人最常罹患大腸癌的主因。

但是，只要透過預防篩檢、正確飲食與規律運動三個原則，便能有效避免瘜肉，避免大腸癌上身。而關於大腸癌篩檢方面，主要就是「糞便潛血檢查」與「大腸鏡檢查」。

雖然胃腸鏡是診斷消化道疾病唯一且最好的方法，是臨床醫學上的「黃金標準」（Golden Standard）。但是，曾經做過傳統胃、腸鏡的人，應該都經歷過「噁心、嘔吐、腹脹、腹痛」等痛苦經驗，

造成許多人心生畏懼而拒絕檢查。在已接受無痛胃鏡檢查和無痛胃鏡治療的病人中，約半數人不願意再接受檢查，三分之一以上的人有恐懼心理，使得病情得不到及時檢查，而延誤診斷及無痛胃鏡治療，最後造成了終生遺憾。單從資深醫師的使用經驗來看無痛胃、腸鏡的檢查，則普遍認為它具有：高清晰度、高解析度、胃鏡內檢查無死角、無損傷、高診斷率、時間短等優點。

除了單純性的檢查之外，無痛胃、腸鏡也具有「治療」的功能，例如可以在進行胃、腸鏡檢查的同時，進行藥物注射及摘取異物等治療。「藥物注射」是透過孔道，將內視鏡注射針（內含硬化劑或抗癌藥等）送入胃內，讓醫師在目視下，對病變部位進行藥物注射。

以「摘取異物」為例，醫師常會透過無痛胃鏡，將進入胃內的異物如硬幣、戒指、刀片、義齒、別針等取出，來避免病患「開腸剖肚」的創傷及恢復期較長的痛苦。

一般來說，只要是40歲以上的人，無明顯原因出現消瘦、吞嚥困難、上腹痛、腹瀉、大便突然變細，或有血便等症狀，就要趕快到醫院尋求檢查及治療。但即使沒有任何症狀或家族史的民眾，也應該在50歲之後，每年接受糞便潛血檢查，以及五年一次的大腸鏡檢查，以便能夠及早發現、及早治療。

對於曾經切除過瘜肉的民眾，也要定期追蹤篩檢。至少每兩至三年，還要再接受大腸鏡的檢查。特別是家族中，曾有親屬罹患大腸癌或瘜肉之民眾，更要遵照醫師的建議，提早接受糞便潛血及定期大腸鏡檢查。

5.單靠「一滴血」：讀出全身上下的健康問題

這是美國生物研究中心Dr. R. W. Bradford教授所發明的超高倍生物顯微系統及檢測技術。這種稱為「一滴血」的高科技醫學檢測儀，是以特殊結構的鏡頭，將顯微鏡的倍數提升到高達三萬倍左

右，以偵測人體血液中器官細胞的「功能訊息」。

目前，「一滴血」醫學檢測能夠檢測當血液流經人體各部位器官細胞時，任何功能是否正常、發炎、病變，甚至癌變。例如：消化功能的好壞、腸道有害病菌是否過多、營養是否失調、自由基的多寡、壓力的高低、是否受各種毒素及重金屬污染、免疫力下降的程度、有無過敏體質、器官退化的程度、有無癌症潛在危險或已被診斷出來的癌症嚴重程度、有無動脈硬化、中風的潛在危險、貧血的程度、是否有「血癌」、內分泌是否失調，糖分、尿酸、膽固醇是否過多等。

通常，「一滴血」的檢測方式，分成鮮血片與乾血片。

(1) 鮮血片

鮮血片是分析紅血球與白血球的形狀、活動力，膽固醇、三酸甘油脂以及血小板的結晶體積，紅血球黏集程度，嗜酸性白血球的數量，以及診斷是否缺鐵、維生素 B 群，免疫系統是否正常，或是有無過敏體質。

因為臨床經驗發現：「中風、心肌梗塞以及猝死的引發，與結晶體的大小有關」。所以，當紅血球的活動能力與運輸功能不足，或膽固醇、血脂肪等雜質結晶顆粒太大時，有可能成為猝死高危險群。

(2) 乾血片

其主要作用在於，分析及診斷心臟、腦部是否缺氧，血液中的氧化自由基多寡、免疫系統是否完整，以及腸胃功能、肝臟、胰臟是否負荷過重。其觀察、分析和判斷主要根據整體動態平衡理念、氧化自由基理論，中醫的全息胚理論，病理、生理、生化、診斷和鑑別診斷等多方面知識，以及氧化自由基塊的形態、大小、分布及內涵物等特徵。

（註：「全息胚理論」是由張穎清在1980年代所提出的理論，他認為「全息胚是作為生物體組成部分的、處於某個發育階段的特化胚胎，一個生物體是由處於不同發育階段的、具有不同特化程度的多重全息胚組成的」，並因此而創立了全息生物學。）

6. 「零幅射」的新型態磁振掃瞄：讓身體完全現形

目前健檢都是侵入性的檢查，但 3D-MRA 核磁光波共振檢測儀是透過「聲納原理」來檢測身體，它既無電磁場的刺激、不用接觸肌膚、沒有幅射照射，也不需要打顯影劑。

檢驗者只需戴上類似耳機的低頻傳送器，透過腦神經細胞的傳導和細胞共振現象，利用此光波的共振檢測，藉由聲納傳動原理，即可偵測到體內高達十萬個器官組織中，個別細胞所發出的聲譜、光譜與量子波動頻率。透過反射回來的波長就可以了解身體狀況；反射回的波長越長，就代表該部位機能減弱、異常，此時隱性疾病就很容易被找出，省時又快速。

3D-NLS 全身磁振掃描儀，是由前蘇聯中央科學家與太空總署，研發用來監測無重力狀態下太空員健康情形的一種微型的 MRI。它利用細胞內氫原子（H+）能量波的變化，可偵測細胞早期的衰變，對心血管、內分泌疾病、腎臟病、肝膽病及腫瘤皆有很敏感的診斷效果。

特別是對於追蹤及監控癌症病人的身體狀況、預防復發及轉移，是最佳的輔助診斷工具。它不但具有 X 光、超音波、內視鏡、電腦斷層及核磁共振的功能，卻完全「零輻射」。

7. 全方位「功能性醫學檢測」：針對個人量身打造

「功能性醫學（Functional Medicine）」是一門以科學為基礎的

保健醫學，其治療方式包括：飲食調整、營養補充品、植物或藥草處方，以及其他相關的輔助療法。以上這些治療方法的目的，都是讓身體能夠「自行痊癒」。

簡單來說，「功能性醫學」只是以人的基因、環境、飲食、生活型態、心靈等，共同組合成的獨特體質做為治療的指標，而非只是治療其症狀。所以，它是以先進及準確的實驗為工具，檢測個人的生化體質（Biochemical lndividuality）、代謝平衡（Metabolic Balance）、生態環境（Ecological Context）等，以達到早期改善，並維持生理、情緒、認知及體能的平衡。

功能性醫學之所以重要，是基於以下幾大前提：

(1) 先天個人體質的差異（Physiological Uniqueness）

功能性醫學特別強調每個人的體質差異。因此，有效的治療應該是依個人體質狀況量身訂做，才能符合個人需求。

簡單來說，功能性醫學檢驗就是秉持著這個原則，協助專業醫療人員分析個人在分子生化（Molecular Biochemistry）、荷爾蒙分泌型態（Hormonal Secretion patterns）、細胞環境（Cellular Environment）、免疫反應（Immune Responses）等些微的不同，進而提供專業、精確和個人化的治療。

(2) 身體上的小症狀，都不應該被忽視（Minor Symptoms Not Be Ignored）

身體內輕微的不平衡，都會造成生理性的連鎖反應，最後導致健康狀況的衰退、慢性疾病和惡質性疾病的發生。

正因為如此，功能性醫學是以積極的方式，維持整體身體器官的功能，而不是消極地等待疾病或症狀的發生。透過功能性醫學先進而靈敏的檢驗，確實可以檢測出身體內最微小的不平衡，並給予即時的治療，以預防往後發生更多的健康問題。

(3) 提供患者全方位的治療（Holistic Approach）

最好的檢查及治療，就是把「人」當作一個整體來看，而不只是片面性地針對某一部分器官進行治療而已。

為了幫助身體增強自然治癒的機會，醫師會努力維持體內的動態平衡（Homeodynamics），並不只是「抑制症狀」。而功能性醫學檢測就是為了協助醫師清楚地了解病人的病因所在，重建體內再平衡狀態，以達到最佳的健康狀態。

目前，功能性醫學的檢測項目，總共依「代謝」、「內分泌系統」、「營養」、「免疫系統」、「腸胃道系統」及「基因檢測」等六大類別。而根據許達夫醫師的資料，有關「代謝」的檢測項目有以下類別及細項：

① 代謝類：標準代謝功能分析、肝臟健康評估、肝臟解毒功能、環境毒素分析、心血管系統健康評估、腦退化危險因子、代謝症候群分析。

② 內分泌系統類：腎上腺皮質壓力分析、精神健康賀爾蒙分析、男性與女性賀爾蒙分析及健康評估、雌激素代謝分析、停經後賀爾蒙分析及健康評估、褪黑激素、甲狀腺賀爾蒙、骨質代謝標記、骨質流失標記、生長因子分析。

③ 營養類：氧化壓力、抗氧化維生素、微量元素平衡性、毒性元素暴露、毒性元素清除、胺基酸平衡、脂肪酸定性與定量分析。

④ 免疫系統項目類：免疫功能評估、慢性食物、（食品）添加物、急性過敏原分析。

⑤ 腸胃道系統類：腸胃道系統、微生物綜合、腸道菌叢平衡性、寄生蟲綜合、腸漏症／小腸滲透力、胃幽門螺旋桿菌抗體分析。

⑥ 基因檢測類：心血管、肝臟解毒、雌激素代謝、神經

退化、脂蛋白 E、肥胖、皮膚健康、骨質疏鬆、視力保健、精神健康、男性及女性癌症基因，與腫瘤相關 mRNA 分析等。

對於一般民眾來說，可以依照個人狀況及參考醫師的評估、建議，做進一步的相關檢測。

健康檢查注意事項

為了避免影響健康檢查的結果，形成醫師的誤判，建議準備做身體健康檢查的人，最好注意以下兩大重點：

● 檢查前一天

(1) 檢查前兩天起，就要按照建議攝取低渣飲食，以及服用清腸藥物。但在清腸前，最好先留下糞便檢體，並在檢查當天帶到體檢中心。

(2) 檢查前一天，就要維持清淡的飲食，絕對要避免暴飲暴食，或是含有咖啡因的飲料。如果平日就有吃維生素保養的習慣，也要暫停服用。

(3) 檢查前一天的午夜（晚上12點起）起，就要開始禁食（當然連早餐都不能吃）以及禁水。

● 檢查當天

(1) 有服用慢性藥物者，檢查當天記得把所有藥物都帶著。其中的高血壓藥，要在檢查前兩小時用20 c.c.的白開水服用。

(2) 有戴隱形眼鏡的人，記得戴一般眼鏡前往體檢，以方便眼科檢查。

打造不生病的健康生活

(3) 不要配戴戒指、項鍊，也不要化妝、塗口紅與指甲油。

(4) 不要自行開車，最好坐大眾運輸工具前往。

　　在檢查之後，許多人會對於體檢後的報告異常數字「過度恐慌」，但事實上，檢查出來的數據原本就會有約5~10%的誤差值。且健康檢查的真正目的，是要幫助大家找出早期及可治療的危險因子。

　　至於檢驗出來的數據，不是自己看看就好，最好可以請家醫科醫師來幫忙做判讀及進行後續的治療建議，千萬不要一看到「紅字」，就自己嚇自己，甚至開始一連串的盲目就診行為。

　　當初步檢驗結果異常，且數據偏差小時，只要改變一下生活方式，或許就可以讓數據恢復到正常值。舉例來說，戒掉菸、酒、動物內臟，而多吃蔬菜、水果，當然是對我們的健康「百利而無一害」。

　　此外，也要定期做運動，每天至少要運動半小時，才能夠達到保健的功效。事實上，只要改變飲食與作息，並且能夠持之以恆，相信那些讓人怵目驚心的數字，慢慢就會由紅轉藍的。

　　還有一種情形是「所有檢查數據都正常」。此時，民眾也千萬別以為「自己的身體100%健康」，這是因為一般檢驗項目不可能「包山包海」，總是有沒有檢查到的地方。所以，民眾最好定期安排一次全身檢查，並把檢驗報告跟醫師討論，才能真正做到為自己的健康把關動作。

　　幾乎沒有任何健康檢查，能夠100%保證受檢者的健康。所以，想要讓自己更加「健康」，單靠檢查是絕對不夠的，還要有促進健康的具體、實際行動。

　　在做完健檢、拿到報告之後，別忘了以下幾項重要的後續工作：

1. 務必遵守報告中建議要繼續追蹤檢查的項目。

2. 如果身體某部分發現異常，應該針對疑點，找該科專科醫師

進一步確定，而不是再去做一次健康檢查。

3. 即使檢查結果正常，一旦身體有任何異狀或不舒服，也不要拖延，要馬上求醫。

4. 確實遵照醫師的囑付，改掉不好的生活習慣，才能讓自己健康。

5. 將每次的健檢報告保留下來，做為自己的身體資料庫。

⊙圖表5-5：17種身體警訊主要檢查速查表

	檢查名稱	標準值	需做此項檢查的警訊
甲狀腺功能檢查	三碘甲狀腺素（T3）檢查	95~205ng/dl	暴瘦、胸痛、長期疲倦
	甲狀腺素（T4）檢查	4~12 μg/dl	暴瘦、胸痛、長期疲倦
	甲狀腺促進激素（TSH）檢查	0.34~4.04 μIU/mL	暴瘦、胸痛、長期疲倦
	甲狀腺荷爾蒙檢查（抑鈣素檢查）	100 pg/mL以下	暴瘦、長期疲倦、抽筋
肝功能檢查	B型肝炎抗原（HBsAg）及抗體（HBsAb）	陰性（－）為正常	暴瘦、長期疲倦
	C型肝炎抗體（HCV-Ab）	陰性（－）為未受感染	暴瘦、長期疲倦
	乳酸去氫（LDH）檢查	200~400 IU/L（會依檢查機構標準而異）	暴瘦
	麩胺基酸草醋酸轉氨基酵素（GOT）（AST）、麩胺基酸焦葡萄轉氨基酵素（GPT）（ALT）檢查	GOT：8~33 U/L GPT：4~36 U/L（會依檢查機構標準而異）	暴瘦、噁心、嘔吐、長期疲倦

打造不生病的健康生活

	檢查名稱	標準值	需做此項檢查的警訊
肝功能檢查	γ-麩胺基轉氨酶（γ-GT）檢查	男性：12~65 IU/L 女性：9~27 IU/L	暴瘦、噁心、嘔吐
	鹼性磷酸酶（ALK-P）	96~300 IU/L（會依檢查機構標準而異）	長期疲倦
呼吸道檢查	胸部X光攝影		久咳不癒、胸痛、呼吸困難
	支氣管鏡檢查		久咳不癒
	肺功能檢查	肺活量、努力肺活量：大於預期值80%	久咳不癒、呼吸困難
		強制性呼氣容積：大於預期值70%	
	胸部電腦斷層掃瞄（Chest CT）		久咳不癒、胸痛、呼吸困難
	動脈血氧分析（ABG）	氧氣分壓（PaO2）：80~100 mmHg	胸痛、呼吸困難
		二氧化碳分壓（PaCO2）：38~42 mmHg	
		氧氣飽和度（SaO2）：94~98%	
		酸鹼度（PH值）：7.36~7.44	
	胸腔穿刺抽水	肋膜液/血清＜0.5~0.6為發炎反應 三酸甘油脂＜110 mg/dl 酸鹼值≧7.0	胸痛、呼吸困難
	肺血管攝影檢查		胸痛、呼吸困難

檢查名稱	標準值	需做此項檢查的警訊
白血球數（WBC Count）	4000~10000/UL	呼吸困難、腹瀉、胸痛、頻尿、久咳不癒
血小板（Platelet）	15~45萬	呼吸困難、貧血
紅血球數（RBC Count）	男性：410~450 萬/UL 女性：450~600萬/UL	貧血、暈眩
血紅素（Hb）	男性：13.5~16.5 g/dl 女性：11.5~14.5 g/dl	貧血、暈眩
血比容（Hct）	男性：40%~50% 女性：35%~48%	貧血、暈眩
紅血球指數：平均血球容積（MCV）、平均血球血紅素（MCH）、平均紅血球血紅素濃度（MCHC）	MCV：80~102 fl MCH：27~34 pg MCHC：32~36 dl	貧血、暈眩
網狀紅血球（Reticulocyte）	0.5%~1.5%	貧血、暈眩
紅血球沉降速率（ESR）	男性：2~10 mm/hr 女性：3~20 mm/hr	貧血、暈眩、頻尿
骨髓抽吸及切片檢查		貧血、暈眩

（血液檢查）

	檢查名稱	標準值	需做此項檢查的警訊
腸胃消化道檢查	胃鏡檢查		胃痛、腹瀉
腸胃消化道檢查	腹部超音波		胃痛、便祕、腹瀉、噁心、嘔吐
	腹部X光		胃痛、便祕、腹瀉、噁心、嘔吐、生理痛、腰痠背痛
	腹部電腦斷層		胃痛、便祕、腹瀉、噁心、嘔吐、胸痛
	幽門螺旋桿菌檢查		胃痛、噁心、嘔吐
	大腸鋇劑腸道攝影（Barium Enema）		便祕、腹瀉、暴瘦
	大腸鏡		便祕、腹瀉、暴瘦
	直腸指診		便祕、腹瀉、貧血
糞便檢查	糞便常規檢查		胃痛、暴瘦、腹瀉、貧血
	糞便脂肪檢查	≦7天／克	胃痛
	糞便潛血	陰性（－）	便祕、腹瀉、貧血、暈眩

	檢查名稱	標準值	需做此項檢查的警訊
心臟檢查	心臟超音波		呼吸困難、胸痛
	冠狀動脈造影		呼吸困難、胸痛
	心電圖（EKG）		呼吸困難、胸痛、抽筋、噁心、嘔吐
	運動心電圖	心搏率（MHR）＝220－年齡 最低應達成心搏率＝MHR × 0.6 最高應達成心搏率＝MHR × 0.8	呼吸困難、胸痛
	肌酸激酶（CPK：CK）	男性：55~192 U/L 女性：25~160 U/L	呼吸困難、胸痛、噁心、嘔吐
	心肌型肌酸激酶（CK-MB）		呼吸困難、胸痛、噁心、嘔吐
腦部檢查	腦部電腦斷層（Brain CT）		噁心、嘔吐、頭痛、暈眩
	腦血管攝影檢查（Brain Angiography）		噁心、嘔吐、頭痛
	腦部核磁共振檢查（Brain MRI）		噁心、嘔吐、頭痛
	腦波檢查（EEG）		頭痛、暈眩
胰臟檢查	血清澱粉酵素		便祕、腹瀉、腰酸背痛
	免疫球蛋白（IgE）		久咳不癒
	特異性免疫球蛋白（IgE）檢查		久咳不癒
	過敏性皮膚測試		久咳不癒

打造不生病的健康生活

	檢查名稱	標準值	需做此項檢查的警訊
感染檢查	C-反應蛋白（CRP）	0~1.0 mg/dl	久咳不癒、胸痛、腹瀉、噁心、嘔吐
	結核菌素試驗	陰性（－）	久咳不癒、呼吸困難
細菌檢查	痰液細胞學檢查		久咳不癒、呼吸困難
腎臟檢查	尿素氮檢查（BUN）	8~20 mg/dl	長期疲倦、腰痠背痛、噁心、嘔吐
	肌酸酐檢查（Cr）	男性：0.5~1.1 mg/dl 女性：0.4~0.8 mg/dl	長期疲倦、腰痠背痛、噁心、嘔吐
	尿液酸鹼值檢查	5.0~8.0	長期疲倦
	尿蛋白檢查	陰性（－），6.0~8.0 g/dl	長期疲倦
	尿潛血	陰性（－）	長期疲倦、腰痠背痛、頻尿
腎臟檢查	尿沉渣	WBC（白血球）：0~3/HPF RBC（紅血球）：0~3/HPF Epi（上皮細胞）：0~5/HPF Cast（圓柱體）：陰性（－） Bact（細菌）：陰性（－）	頻尿、腰痠背痛
	靜脈內腎盂攝影術（IVP）		頻尿、腰痠背痛

Part 5
讓數字透露實情
127

	檢查名稱	標準值	需做此項檢查的警訊
骨骼肌肉檢查	肌電圖（EMG）		抽筋
	核醫骨骼單光子斷層掃描		腰痠背痛
	核磁共振檢查（MRI）		腰痠背痛
	脊髓電腦斷層		腰痠背痛
	骨密度檢查（BMD）	T＞-1.0	腰痠背痛
女性生殖器檢查	內診		生理痛、頻尿、腰痠背痛
	陰道超音波檢查		生理痛、頻尿、腰痠背痛
	子宮輸卵管攝影（HSG）		生理痛
	子宮頸抹片檢查		生理痛、腰痠背痛
	腹腔鏡檢查		生理痛
	細胞學檢查	I、II：陽性	生理痛
神經耳科學檢查	聽力檢查	＜30 dB	暈眩
	耳鏡檢查		噁心、嘔吐、暈眩
	平衡機能檢查		噁心、嘔吐、暈眩
眼睛檢查	眼壓檢查	12~21mmHg	噁心、嘔吐、頭痛
	眼底斷層掃描		噁心、嘔吐、頭痛
	眼底檢查	0	暈眩

打造不生病的健康生活

	檢查名稱	標準值	需做此項檢查的警訊
糖尿病檢查	血糖測試	<100 mg/dl	暴瘦、頻尿、噁心、嘔吐、暈眩
	口服葡萄糖耐受性測驗（OGTT）	<140 mg/dl	暴瘦、頻尿
	胰島素檢測（IRI）	葡萄糖耐受前：$10\pm5\,\mu$U/ml	暴瘦、頻尿
		葡萄糖耐受後30分鐘：$67\pm28\,\mu$U/ml	
		葡萄糖耐受後60分鐘：$47\pm25\,\mu$U/ml	
		葡萄糖耐受後90分鐘：$38\pm20\,\mu$U/ml	
		葡萄糖耐受後120分鐘：$13\pm5\,\mu$U/ml	
	糖化血色素檢測（HbA1或HbA1c）	4.3%~5.8%	暴瘦、頻尿
腫瘤檢查	甲型胎兒蛋白（AFP）	<20 ng/ml	暴瘦、噁心、嘔吐、長期疲倦、呼吸困難
	胃胰臟腫瘤標記（CA-199）	<35 u/ml	暴瘦、腹瀉、長期疲倦、腰痠背痛
	卵巢癌腫瘤標記（CA-125）	<35 U/ml	暴瘦、腹瀉、長期疲倦、腰痠背痛
	癌胚抗原（CEA）	<5 ng/ml	暴瘦、腹瀉、長期疲倦、腰痠背痛
	攝護腺特異抗原（PSA）	<4 ng/ml	暴瘦、腹瀉、長期疲倦、腰痠背痛

	檢查名稱	標準值	需做此項檢查的警訊
乳房檢查	乳房觸診		乳房異常
	乳房X光攝影		乳房異常
	乳房超音波		乳房異常
	細針抽取檢查		乳房異常
	切片檢查		乳房異常
睡眠生理檢查	腦電圖		失眠
	神經傳導及肌電圖檢查		失眠、腰痠背痛

Part **6**
想健康就要排毒
——透過排毒器官
做好體內環保

繁忙的現代社會中，每個人都處在籠罩各種污染的環境裡。無論是有形的髒污空氣、化學有毒物質，或是無形的精神壓力等，都會造成身體的負擔。假設這些「污染源」沒有適當地排出，在日積月累之下就會致使身體免疫力下降，容易讓外來病菌入侵體內。

　　為何身體需要排毒？因為我們所處的城市到處存在著環境污染、電腦電磁輻射，甚至是各種「危險」且「含毒」的食物。舉凡噪音、髒空氣、電磁波、揮發性有機化合物、食品添加物、化學物質和各類毒素，無時無刻不在侵害我們的健康。

　　世界衛生組織曾發布一份報告顯示，全球每年大約有700萬人死於空氣污染，而空氣污染已成為全球最大的單一環境健康風險。

　　這份報告也揭示了空氣污染與一系列疾病的關係。數據顯示，因室外空氣污染所導致死亡的主要疾病中，40%為心臟病、40%為中風，11%為慢性阻塞性肺疾病，6%為肺癌，3%為兒童急性下呼吸道感染。

　　另外從地區來看，中低收入國家受空氣污染影響尤甚。2012年，在東南亞和西太平洋地區受空氣污染影響最大，有330萬人死於室內空氣污染、260萬人死於室外空氣污染。至於在中低收入國家，每十萬人中就有172人因污染而喪生，這數字是高收入國家的五倍之多。

打造不生病的健康生活

淨化身體首重「排毒」功夫

　　除了外在有形的污染及毒素,現代人也長期面臨精神上的緊張、壓力與工作過勞。這些無形的壓力,造成人們無法正常地品嚐生命的美好,甚至無法抽出空來做運動,甚至是睡上一個飽覺。

　　在這樣處處存在污染及壓力的生活中,讓我們的身體在不知不覺中累積了很多毒素,造成免疫力下降,以及各種可能的身體健康威脅。所以,為身心靈進行徹底的大掃除與淨化,是恢復朝氣蓬勃健康生活的最重要功課。

　　一提到「淨化身體,許多人第一個聯想到的就是「排毒」。從自然醫學的角度來看待疾病,其形成過程是由腳至頭,由下而上,由外而內。有些身體表面上的問題經過了長期的壓抑,就會累積、層疊到內臟之中,然後由腳至頭陸續發病。至於康復的過程,則是完全相反。

　　正常的人體具有排解毒素的天然能力。理論上,只要人體組織正常運轉,是可以完全依賴人體本身的各項「排毒」機能,像是藉由排便、出汗、月經等管道,將人體老化不用的「廢物」排出體外,讓身體各部位的器官能健康循環,以維持各項生理上的平衡。

　　舉例來說,腎臟過濾血液中的毒素,以及蛋白質分解後產生的廢料,再藉由尿液排出體外;肝臟則把各種毒素變成無毒或低毒物質,再利用膽汁分泌經糞便排泄等。

一般來說，人體的這些排毒系統，其運作過程是密切相關的。在排毒時，先由脾臟和胃進行消化運動；然後再由肺臟、結腸、淋巴、皮膚接手排毒；最後由腎臟和肝臟完成整個排毒循環。而且，所有的排毒器官都在同步運行。

　　排毒的概念是與「中毒」相反，中毒是身體的毒由外往內跑，而排毒則是身體的毒由內往外跑。為了能熟悉正確排毒的做法，這裡將先一一介紹幾個重要的「排毒管道」及其功能。

1.發燒

　　早在1950年代，就曾經有順勢醫學的醫師主張，現代人之所以會出現許多長期慢性病，都是因為退燒藥用得太過浮濫所致。為什麼發燒對人體有助益，而且最好不要亂吃退燒藥？

　　這是因為免疫細胞在40℃時，表現最為活躍。但如果人體體溫還不到38.9℃，就用退燒藥將體溫降下來，那麼，用來消滅細菌和病毒的酵素就無法發揮它的最大效用。過去，一般人都被教育成「發燒對身體不好，因為腦袋會被『燒壞』」，但事實上，只要體溫不超過41.1℃，應該都是安全且對人體無傷的。

2.腎臟

　　西醫所認識的腎臟，其主要功能是「排泄廢物」，以及「維持機體內環境的穩定」。因此，腎臟具有清除尿素、外源性物質如藥物、毒物及它們的代謝產物，維持機體水及滲透壓平衡、調節電解質與酸鹼平衡等工作。

3.肝藏

　　當人疲勞、工作壓力大，而影響肝臟的排毒能力，無法正常及時排出毒素，並滯留在體內產生有害物質後，身體健康就會受到一定程度的影響。這是因為肝臟是人體最大的解毒器官，它主要將食

物轉換成對人體有用的物質並吸收。在這個過程中，食物中的某些毒素也可能一併留存下來。

4. 腸道

大腸除了吸收營養外，另一大作用就是儲存即將排出體外的毒素和廢物。如果腸道運作一切正常，就能夠每日定時清空毒素、糞便，進而達到排毒的效果。

但如果腸道排毒不暢，由於糞便在腸道積聚的期間，就會產生許多毒性，再加上隨食物或空氣進入人體的有毒物質，讓糞便中的毒素倍增。曾有統計指出，糞便留存在腸道中的這段期間，可能會產生多達120種以上的毒素。而更麻煩的是，這些毒素又被大腸「不論好壞」地全部吸收，並經由全身血液的循環，帶往身體各處，直接影響了全身的代謝。

5. 皮膚排汗

皮膚可以說是人體上最大的排毒器官。皮膚上的汗腺和皮脂腺，能夠透過出汗等方式，排除其他器官無法解決的毒素；至於肺臟則是藉由呼吸，排除各種廢氣與無用的水。

細心的人也許會注意到，長期慢性病患不僅不會「發燒」，通常也很少流汗或不會流汗。因此，發汗是排除體內「毒素」相當重要的一環。只不過，現代上班族長期處於中央空調的大樓裡，就連公車和捷運上也都開著冷氣，這樣就會影響到身體裡專門調節溫度的甲狀腺系統的正常運作，進而讓它失調。最後，人體完全無法藉由流汗，達到排除體內毒素的結果。

古代中醫排毒八法中有所謂的「汗法」，就是利用出汗的方式來排除體內的毒素。皮膚發揮的主要排毒功效就是排汗，但是，汗液只是表現出來，可以看得見的物質；人體藉由皮膚進行的「看不見」的排毒工作，則是皮膚表層和深層的各個細胞，所進行的物質

交換和自我更新。

6. 血液循環系統

　　人體經由血液循環的作用，將養分及氧氣輸送至各個部位。當血液循環良好、人的氣色自然也好，更代表身體的狀況很好；但是，當循環不佳，身體就會開始出現各種麻煩狀況，甚至會引發心血管方面的疾病。因此，維持血管的暢通、避免血液中的毒素累積，就顯得相對重要。

　　靠著以上幾大排毒系統的各司其職，將存於身體中的廢氣、化學物質等種種毒素，進行過濾、消解以及排出的工作，人體才能夠維持著平衡及健康。

　　而當這些系統出了問題，使得排毒的功能無法正常發揮，且體內毒素累積到相當程度的時候，身體便會出現以下的異常症狀，像是便祕、皮膚暗沉無光澤，或是無故頭痛、經常失眠等；更甚者，若是影響到免疫系統，造成抗體無法產生、自癒功能被破壞。最後，各式各樣的細菌、病毒都會很容易就霸占身體，形成各種病症。

身體排毒，就是進行「體內大掃除」

　　所謂的「身體排毒」，得先從體內環保開始做起、保持各部位的代謝順暢。只要能將多餘的老廢物質，或是長期累積在體內的毒素順利地清出。身體自然能健康、輕爽及無負擔。以下，是各種有利人體排毒系統運作的方法。

1.腎臟

　　腎臟的正常運作，是以多喝水、多排尿為原則。這是因為人體的尿酸，主要是經由腎臟代謝排除在小便中。而人體也是藉由排尿的過程，排除普林、尿酸等毒素，維持腎臟的運作機能。特別是在夏天，藉由多喝水、多排尿來讓身體代謝正常，絕對是保持健康的不二法則。

2.肝臟

　　想要有個「彩色而非黑白」、功能運作良好的肝臟，平日就該少喝酒、採取均衡而天然的飲食方式。例如多攝取青菜、纖維等食物，不太需要吃過多的補品、藥物或是保健食品，以免因攝取過量無法消化而累積更多毒素在體內。假設要減輕因疲勞壓力而影響肝

臟代謝的情況，平日可增加維生素B群、綠色食物的攝取，能夠有效淨化並保護肝臟。

3. 腸道

有效的腸道排毒，則需要大量攝取纖維質，來刺激腸道蠕動幫助排便。所以，徹底改變飲食習慣，不要過度追求高脂肪、高油等精緻美食，同時保持良好的排便習慣，就能避免毒素累積於腸道內。

一般人應該都聽過「腸道健康，人就健康」這句話。事實上，腸道的順暢也代表著人體代謝的運作正常。由於腸道所代謝的廢物，是藉由糞便排出體外。因此，如果人體腸道的好菌多，且每天都能按時排便，排出的大便應該會是黃色的；而當腸道內壞菌多時，大便就會偏黑色並有惡臭。

要讓腸胃的蠕動順暢，平日最好多吃蔬菜水果來補充纖維質。因為纖維素是最好的清腸通便劑，而具有「通便」效果的蔬菜有：菠菜、莧菜、大白菜、空心菜、馬鈴薯、山芋、南瓜、竹筍等。

假設擔心分量不足，可增加全穀類食物的攝取，例如全麥麵包、糙米、雜糧類等，來刺激腸胃的蠕動。除此之外，吃比菲德氏菌、優酪乳、優格可獲得益生菌，對身體的腸道也有幫助（有關腸道益生菌的內容，我們將在第六章中詳細說明）。

對於有長期排便不順的人，建議以蹲姿排便、借用腹部按摩方式刺激腸道蠕動，或是在必要時輔以大腸排毒療法。腹部按摩法的方式，主要是以「順時針」的方式，並以肚臍為中心進行按摩。如此一來，可以讓排泄物輕鬆排出。

4. 血液循環系統

清潔血管的有效做法，就是少吃不利健康的油脂以降低膽固醇。平時可多吃新鮮蔬果及高纖類的五穀雜糧，少吃太精緻的食

品，例如糖分過高的糕餅、點心類食物。

5.皮膚排汗

平時可盡量讓身體多流汗，進一步將多餘的毒素，透過流汗而排出體外。

冷笑話集

爸爸問兒子：「你知道為什麼老虎的頭毛比獅子少呢？」

六歲的兒子還小，可能聽不懂，回答：「不知道啊！」

爸爸說：「獅子因為怕冷，所以把老虎的圍巾借用去了。」

（陳玲儀 提供）

六大排毒方法

　　在了解人體的幾個重要「排毒」器官及作用後，應該要知道如何善用這些排毒機制，將體內老舊無用或有毒的物質，順利排出體外，以達到身體健康的目標。

1. 運動

　　任何排毒方式的效果，都比不上人體自身的「排毒」系統。而運動可以促進這些器官的正常運作，進行更有效率的排毒。在運動排毒的過程中，不但提高了人體的免疫系統功能，讓亞健康狀態得到緩解，更能進一步加強體內排毒器官的功能。

　　舉例來說，運動能夠加速腸道吸收營養與排除毒素的進程，讓毒素在體內留存的時間縮短，減弱其對身體的不利影響。另外，運動還能減輕腸道疾病，如便祕、腸炎等，使得腸道恢復正常的排毒功能。

　　持續超過30分鐘的有氧運動，例如跑步或騎自行車，能夠提高心跳與心輸出量，不僅有恢復及保護心臟功能的作用，更能藉由提高腎臟灌流量而增加排尿。且由於運動產生高溫，體表血管擴張，可以兼具降低血壓與增加排汗的效果。

　　適合的運動不但能加快人體新陳代謝，幫助皮膚和肺臟排毒。隨著運動的作用，身體毒素也就透過大量汗液而排出體外。必須注

意的是，做運動可千萬別敷衍，除了應該養成一週運動三次，每次至少30分鐘的習慣之外，還必須做到「流汗」，這樣才能達到排毒的功效。

事實上，無論是慢跑、游泳、跳韻律舞，還是散步、瑜珈、太極拳，甚至只是做肢體伸展的動作，都可以達到排汗與加速新陳代謝的效果，同時，還能提高體內氧氣代謝的效率、雕塑美麗體態、讓身體年輕化，好處多多。

2.沐浴、泡澡

除了透過運動達到流汗的目的外，藉由「讓自己流汗」的「泡澡」（不論是桑拿浴、藥浴、蒸氣浴等都可以）方式，也可以達到「排毒」的功效。

這是因為當身體內部體溫增高而開始發汗時，皮膚會開始排毒，毛孔也比較能夠暢通地呼吸。身體的機制一旦建立了，就會很活躍，比較容易流汗，非常有益於健康。

一般來說，泡澡的時間以15分鐘為宜，在泡澡時，除了要注意環境空氣流通，還要留意水溫不得過高（最好保持在38~40℃左右），才能夠有效促進血液循環，同時還可緩和肌肉痠痛。至於泡澡方式，也最好採取「反覆入浴法」，也就是每浸泡3~5分鐘後，起身休息一下，然後重複入浴2~3次，以便讓身體的新陳代謝維持在最佳狀態。假設沒有泡澡的環境，每晚用熱水洗泡雙腳，也同樣有利於排毒。

3.喝水

多喝水是養生排毒的另一個重點功課。因為水是非常好的傳導體，如果在排毒的過程中缺水，不但無法正常調節體溫，也不容易將有毒物質藉由流汗而排出體外。

正常人如果每天能夠喝2000 c.c.的水，便足以沖洗體內毒素、

減輕腎臟負擔。每天早上最少排尿兩次為佳，當尿液顏色太黃，就表示體內水分不夠，要適時補充。開水、茶類、湯類、蔬果汁都是不錯的選擇。

不過，在顧及美麗的考量下，這一天的喝水量最好在白天喝足，盡量別在睡前才喝，以免隔天發生眼睛水腫的現象。

4. 補脾胃

補脾胃之所以重要，是因為身體在消化並吸收食物的養分之前，需要相當程度的能量。正因為如此，假設身體的運作效率無法保持集中，那麼就會妨礙身體的自然排毒功能。

此時，就可以藉由調養脾胃（消化系統）的方式，提高人體排毒的功效。對於平日脾胃功能較弱、消化、吸收功能不好的人，可以多吃一點「補脾胃」的食物，像是薏仁、山藥或四神湯等。另外，也可按摩脾經（足部大拇趾外側至小腿中央），以及胃經的足三里穴（膝蓋下四橫指，脛骨旁兩指處），強化腸胃功能。以上經絡或穴道，可由下往上輕壓或熱敷均可。

5. 多吃「排毒」飲食

現代人身處在壓力強大的競爭環境中，為了平衡及紓壓，常會讓自己的口腹之慾不斷擴大。長期下來，在接觸各式高脂肪、高膽固醇、高鈉、低纖維、高碳水化合物、化學添加物之後，人們的免疫系統功能便開始失調或衰退，進而導致疾病的入侵，或是罹患各種慢性疾病。而所謂的「健康排毒食物」，其實就是「吃進對身體有用的養分，並排除對身體有負擔、有傷害的物質，讓身體保持健康」的一種飲食方法。

纖維質豐富的食物，可以增加腸胃的蠕動速度。所以，如果能夠在日常飲食中大量攝取糙米、蔬菜和水果之類的食物，將有助於減少便祕或宿便的不正常現象，同時加速將毒素、廢物排除，降低

這些物質對於身體的不良影響。

　　具有排毒效果的蔬果有海帶、胡蘿蔔、蘋果、葡萄和櫻桃等。這些蔬果除了纖維質之外，通常也富含大量的維生素與礦物質，在排毒之外，更兼具美容、養生甚至是防癌的效果，可以說是最佳排毒食材。

　　雖然許多食物都具有一定的排毒效果，但烹飪方式也會影響排毒。用高纖、低油、低脂、低糖、低鹽的烹調方式，再搭配最普及的新鮮食材，不但經濟、容易實行、改變體質效果顯著，也是相當安全的一種做法。

Point

十大排毒好食物：

　　排毒食物可分為兩大類，其一是促進腸胃蠕動、幫助排便順暢，另一種則是能幫助排除體內毒素，促進肌體的正常代謝。以下是十種價格經濟、實惠，又隨手可得、很容易買到的排毒好食物。

(1) 海藻：含豐富的海藻多醣體，鹼性度最高，能中和胃酸，並有促進體內排毒、預防脂肪堆積、幫助體內代謝、降血壓、防止動脈硬化等作用。

(2) 洋蔥：因為含有豐富的硫，和蛋白質結合的情形最好，對肝臟特別有益，所以有助於排毒。且洋蔥能促進腸胃蠕動，幫助腸胃的消化功能。

(3) 綠豆：是中醫常用來治療多種食物或藥物毒素的一味中藥，能幫助排除體內毒素，促進肌體的正常代謝。

(4) 地瓜：地瓜所含的纖維質鬆軟易消化，可促進腸胃蠕動、有助排便。此外，地瓜中的膠原及黏液多醣類物質，可以預防動脈血管硬化，以及保持血管彈性。

(5) 花椰菜：已有醫學證明，屬十字花科，含有豐富的β胡蘿蔔素、維生素B1及C，還含有豐富的鈣、硫、鉀及少量硒（Se）、具抗氧化功效的花椰菜，具有抗癌效果。此外，也有提升免疫系統的功用。

(6) 南瓜：富含維生素A、E，可增強機體免疫力。其所含的豐富果膠可「吸附」細菌和有毒物質（包括鉛等重金屬），具有「排毒」的作用，且可保護胃部不受刺激、減少潰瘍。

(7) 菇類：菇類含有豐富的黏多醣體、蛋白質、水分、纖維質、礦物質等，具有抗癌、排毒的功效。不但營養價值高，再加上高纖及低熱量的特性，又是減肥時期的減肥聖品。

(8) 芽菜：芽菜不僅含有粗蛋白和胺基酸，也含有多種維生素，鈣、鉀、鐵等礦物質。尤其高維生素C，再加上含少量的脂肪、澱粉、糖分，對於預防便祕、貧血、減肥等，都有非常良好的效果，可以說是非常理想的自然健康食品。

(9) 香菜：香菜內含維生素C、胡蘿蔔素、維生素B1、B2等，同時還含有豐富的礦物質，例如鈣、鐵、磷、鎂等，是非常健康的一種食物。

(10) 蘋果：蘋果含有豐富的維生素B1、B、C，以及胡蘿蔔素、維生素B5，以及糖類、脂肪、蛋白質、果膠、鈣、鉀、鐵、鋅、纖維素、蘋果酸、鞣酸等，且有非常好的幫助排便的效果。

6.其他排毒方法

(1) 細嚼慢嚥法：多咀嚼能夠分泌較多唾液，以中和各種毒性物質，進一步引起良性連鎖反應，以便排出更多毒素。

(2) 深呼吸排毒法：經常擴胸、收腹地做深呼吸運動，不僅可以維持人的生命，還能夠排除體內毒素，因為它能吸進更多細胞代謝所需要的氧氣，讓氧氣能更徹底地在體內循環，有效地呼出二氧化碳。

(3) 盡量遠離電器及3C產品：在歐美各地，已有多人實行「不插電日」，在這一天，關掉手機、電視和電腦。

(4) 情緒排毒法：淨化心靈、消除負面思想，徹底排除「負面情緒」的毒素。想要釋放壓力、減輕焦慮，並消除負面思想與情緒，可以試試以下十種方法。

① 靜坐冥想。冥想能使大腦左半邊和右半邊的腦波模式同步，因此，每天早晚冥想十分鐘，有助提升自然治癒能力。

② 戒除某種「癮」症，例如吸菸、喝酒等。

③ 適時說「不」，為自己活，並且捨棄「必須犧牲自我成就他人或家庭」的觀念。

④ 試著找出旁人身上的優點，並懷著感恩的心情去讚美他人。

⑤ 開心時，請把喜悅大方地分享給周遭人士。

⑥ 別再扮演受害者，繼續遭受別人的傷害。

⑦ 做自己，而不是盲目地跟隨群眾。

⑧ 以真誠、寬恕、懺悔等正面的情緒，來轉化作假、憤恨、自卑、傲慢等壞習慣。

⑨ 簡化生活。找出生命中最重要、最值得專注的事物，其餘則盡量捨棄。

⑩ 確立人生目標，將它寫下來貼在明顯的地方，隨時提醒自己。

Part 6
想健康就要排毒

145

與其事後排毒，
不如事前忌口

所謂「病從口入」，與其透過事後的排毒「補救」，不如事前注意飲食，以便為健康做好更嚴密的把關。做法如下：

1. 避免暴飲暴食：暴飲暴食不但有礙身體正常運作及代謝，更會妨礙體內的排毒效率。

2. 吃東西充分咀嚼：曾有所謂的「直覺式飲食法」是說在吃東西之前，先用鼻子聞與舌頭嚐，目的是「幫助自己把嗅覺和味覺找回來」。按照中醫的說法，口水是人體「氣」的表現。而咀嚼越多，副交感神經就會越亢旺，將有助於消化吸收。

事實上，飲食營養不均衡可以說是「亞健康」的主要根源之一。當人體內嚴重缺乏維生素及礦物質，導致體內營養素比例失衡之後，就會造成人體機能下降，最後一定會面臨「亞健康」的威脅。此外，缺乏運動及長時間加班亦是導致「亞健康」的因素。

由於人體必須靠攝取食物，並將其消化、吸收、轉換成營養素及能量之後，以維持日常生活的運作。每個人都需要食物來提供能量、幫助成長、建立身體機能和抵抗能力。所以，日常飲食雖然可

以當成是一種享受，也必然會帶來有害健康的危機。因為不均衡的飲食和不良的飲食習慣，是會危害人體健康的。

隨著國人經濟能力提升，飲食、生活型態及消費習慣改變，使得國人健康問題與疾病型態，逐漸由受營養、飲食與生活型態影響的「慢性疾病」，取代了各種「急性傳染病」。再加上國內食物供應環境與食品廣告行銷的影響，使得飲食供應系統朝「高熱量」、「高油」、「高糖」、「高鹽」，以及「過度精緻化」的發展，增加了國人肥胖及慢性病的風險。

在日常生活中，依據行政院衛生福利部食品藥物管理署公布最新版的「國民飲食指標」建議之六大類食物分量攝取，所攝取的營養素種類才能齊全。

國民飲食指標十二項原則

1. 飲食指南作依據，均衡飲食六類足：飲食應依照「每日飲食指南」建議分量，均衡攝取六大類食物。尤其要吃足夠的蔬菜、水果、全穀、豆類、堅果種子及低脂乳製品。

2. 健康體重要確保，熱量攝取應控管：當熱量攝取多於熱量

Point

行政院衛生福利部「新版飲食指南」：

• 水果類：2~4份
• 蔬菜類：3~5碟
• 全穀根莖類：1.5~4碗
• 豆魚肉蛋類：3~8份
• 低脂乳品類：1.5~1份（1杯240 c.c.）
• 油脂與堅果種子類：油脂3.7茶匙及堅果種子類1份

（資料來源：行政院衛生福利部）

消耗，就會在體內囤積脂肪，使體重增加，因而增加慢性疾病的風險。了解自己的健康體重和熱量需求，控制熱量攝取，將體重維持在健康體重的範圍內（身體質量指數在18.5~23.9）。

- 身體質量指數＝體重（公斤）／身高（公尺）^{2}
- 健康體重目標值＝ 22 ×【身高（公分）／100】×【身高（公分）／100】。

3. 維持健康多運動，每日至少 30 分鐘：維持多活動的生活型態，每日至少運動 30 分鐘。

4. 母乳營養價值高，哺餵至少六個月：母乳可以提供嬰兒成長階段無可取代的必需營養素，建議母親應以母乳完全哺餵嬰兒至少六個月。之後再逐漸加入副食品，以提供嬰兒成長所需的營養素。

5. 全穀根莖當主角，營養升級質更優：三餐盡量以全穀為主食，或至少有 1/3 的主食來自全穀類，如糙米、紫米、全麥、燕麥或雜糧等。全穀類含有豐富的維生素、礦物質、膳食纖維及植化素，對人體健康具有保護作用。

6. 少吃醃漬少沾醬，少吃油炸少熱量：不吃太鹹的醃漬品、少沾醬。每日鈉攝取量應該限制在 2400 毫克以下，並且以天然食物原味為主，避免過度調味。此外，少吃油炸及高脂肪高糖食物。

7. 含糖飲料應避免，多喝開水更健康：白開水是人體最佳的水分來源，應養成喝白開水的習慣。一般市售飲料含糖量高，經常飲用將不利於健康。特別是兒童喜歡喝含糖飲料，應注意飲料中的糖、調味料、熱量對健康的長期影響。

8. 少葷多素少精緻，新鮮粗食少加工：飲食以植物性食物為優先選擇對健康較為有利，且符合節能減碳之環保原則

（此舉也對延緩全球暖化、預防氣候變遷及維護地球環境永續發展有益）。選擇未精製植物性食物，以充分攝取微量營養素、膳食纖維與植化素。

9. 購食點餐不過量，分量適中不浪費：加大分量再多點，易造成熱量攝取過多或是食物浪費。購買與製備餐飲時，應注意分量適中。

10. 當季在地好食材，多樣選食保健康：當令食材新鮮且營養價值高，最適合食用。這是因為盛產期的蔬果，不但價錢較為便宜，品質也好。而在地食材不但新鮮，且減少長途運輸的能源消耗，也更符合節能減碳原則。

11. 來源標示要注意，衛生安全才能吃：食物製備過程應注意清潔衛生、儲存與烹調。購買食物應注意食物來源、食品標示及有效日期。

12. 飲酒不過量，懷孕絕對不喝酒：假設要飲酒，女性每日不宜超過一杯（葡萄酒120~150c.c.、啤酒330c.c.、威士忌30~40c.c.等），男性不宜超過兩杯。懷孕婦女絕對不可飲酒。

小結

　　由於現代社會「毒素」四處充斥，各種「排毒」方法便成了許多人追求健康的自我保健法。然而，正確了解體內毒素的來源，以及其對身體的傷害，才能透過適當的方法、飲食或藥物來排毒。一旦使用不當，不僅無法排毒，更有可能導致另一種毒害或傷害。因此，建議民眾在使用各種排毒法之前，最好詢問醫師的意見，以免誘使其他併發症產生。

　　例如坊間不少排毒方式，都會提到「淋巴」排毒，事實上，這些方式非但難以驗證排毒的實際效果，甚至可能因為過度的拍打、按摩淋巴，造成反效果。

　　簡單來說，要啟動身體天然的排毒功能，主要可以從飲食、運動以及心境上去調整。一般人只要持之以恆並養成一種習慣，就可以讓身體慢慢趨向健康，甚至是遠離病痛。

打造不生病的健康生活

Part 7

提高免疫力人不老
——靠益生菌助腸胃
保健康

近年來，媒體上不斷出現「腸道老化」這個詞彙，其實這是指隨著年齡增加，腸道中的益菌減少、壞菌增加，長期下來造成腸子無法吸收營養，積存在體內的毒素卻逐漸進入其他器官。

由於腸道中的細菌數量是固定的，所以當體內壞菌增加，益菌就會等量減少。如此一來，首當其衝的就是肝臟。由於肝臟的功能主要是代謝及解毒，其影響是皮膚及免疫系統會跟著出問題，疲勞倦怠、感冒也將接踵而來。

腸道是人體三大重要生物屏障之一，當飲食不當、運動不足、壓力、疾病、藥物等因素，導致腸道屏障遭到破壞時，內生性毒素就會增加，破壞免疫系統，引發包括癌症、過敏等多種病變。

事實上，腸道是人體最主要的消化器官，維持一個人生存與正常運作所需要的營養物質，大約有99%都是經由腸道消化（另外1%左右的消化，包括口腔的機械性咀嚼，以及唾液澱粉酶對澱粉的分解等），幾乎全是靠腸道吸收。也就是說，如果腸道無法發揮正常的功能，人體可能面臨營養不良的狀況。

如果腸道保持年輕，首先會表現在皮膚上，看起來亮麗有光澤；其次，也因為吸收能力好、排便正常、不累積毒素，可以提升各器官的健康狀況。腸道的問題不解決，不只會衍生便祕問題，甚至罹患大腸癌、心臟病、老年失智、高血壓、肝硬化等疾病的比率也會增加。所以，想要讓身體健康，第一步就要讓讓腸道「年輕」、「有活力」才行。

打造不生病的健康生活

你的腸道健康嗎？

一般來說，腸道不健康主要有以下六大常見表現，當出現以下症狀時，或許就該尋求專科醫師的意見，做進一步的檢查及治療。

1. 便祕：排便黑、硬，呈顆粒狀，且同時有排便困難，排便時肛門出血等症狀。

2. 腹瀉（大腸激躁症）：其表現為急、慢性的腹瀉，持續排便帶有緊迫感、肛門不適，大便不成形、水分增加，排便次數明顯增加等情形。

3. 排便惡臭：正常大便應呈偏酸氣味，而非刺鼻惡臭；但如果排出的糞便聞起來非常難聞，將是值得注意的身體徵兆。

4. 放屁很臭：腸道內有害菌產生了大量的硫化氣體，就會導致人體經常放臭屁。

5. 口臭：口腔呼出氣體發出難聞的氣味。

6. 膚色粗糙、晦暗：體內毒素不能及時排除，被人體吸收，則導致皮膚粗糙、黯沉、長痘等情況的出現。

除了人的實際年齡之外，現代醫學發現人有其他兩種年齡——生理年齡、胃腸道年齡。其中，胃腸道年齡決定人的生理年齡，而胃腸道菌群決定胃腸道年齡。所以，人的健康與壽命實際上是由胃腸道內的菌群決定的。

有些人只有三、四十歲，但腸道卻已呈現「七老八十」的狀態。這是因為飲食、生活習慣等多種人為因素，而使腸道衰老提早報到，身體健康也將跟著提早告別。

如果是有大便經常帶血、長期嚴重便祕或腹瀉、腹痛，經常消化不良、脹氣等狀況的人，明顯代表腸道已經「生病」了，必須立刻找專科醫師進行診察及治療。

但如果沒有以上的症狀，除非透過實驗室裡的相關檢體分析，一般人很難知道自己的糞便裡，到底有多少好菌或壞菌。不過，透過以下「腸道年齡自我評估表」，可以客觀地了解自己的腸道年齡，以及是否趨向不健康。

這個評估表是以日本理化學研究所辨野義己博士，設計的27題評估問題為基礎。題目主要分為飲食習慣、排便狀況以及生活狀況三大組，各有9題。只要回答完問卷，就可以相當精確的反映受測者的腸道狀況。

此外，問卷裡的題目，其實就是從一個人吃早餐、吃宵夜、排便順暢、運動、個人飲食、生活及排便習慣等，來評估受測者的腸道健康。這說明了一項非常重要的概念：「腸道健康狀況是非常動態的，是隨時可逆的」。也就是說，儘管評估問卷當時的腸道年齡高，但只要肯改變飲食、生活及排便習慣，就一定能夠改善自己的腸道健康。

打造不生病的健康生活

腸道年齡自我評估表

　　以下是描述個人的飲食、排便及生活狀況，請依照您大部分的狀況，在適當的選項中打勾，可以複選。

《飲食習慣》

　　(1)　常常沒吃早餐。

　　(2)　吃早餐時間短又急。

　　(3)　吃飯時間不定。

　　(4)　覺得蔬菜攝取量不足。

　　(5)　喜歡吃肉類。

　　(6)　不喜歡喝牛乳與乳製品。

　　(7)　一星期在外用餐四次以上。

　　(8)　常喝糖水、清涼飲料。

　　(9)　常吃宵夜。

《排便狀況》

　　(10) 不用力就很難排便。

　　(11) 即使上過廁所也覺得排不乾淨。

　　(12) 排便很硬、很難排出。

　　(13) 排便呈現一顆顆。

　　(14) 有時候排便很軟或腹瀉。

　　(15) 排便的顏色很深、偏黑。

　　(16) 排便及排氣很臭。

　　(17) 排便時間不定。

　　(18) 排便都沉到馬桶的底部。

《生活狀況》

    (19) 常吸菸。

    (20) 臉色常不佳，看起來蒼老。

    (21) 肌膚粗糙或長痘痘等各種煩惱。

    (22) 覺得運動量不足。

    (23) 不容易入睡，且感到睡眠不足。

    (24) 經常感到壓力。

    (25) 早上通常慌張匆忙。

    (26) 常熬夜、睡眠不足。

    (27) 有憂鬱、躁鬱傾向。

檢測結果及代表意義：

    圈選0-5項：腸道年齡比實際年齡年輕，為理想健康的腸道狀態。

    圈選6-10項以下：腸道年齡＝實際年齡＋5歲，腸道年齡比實際年齡稍高一點，要注意腸道健康。

    圈選11~15項：腸道年齡＝實際年齡＋10歲，腸道已有老化趨勢，需要注意飲食及作息之正常。

    圈選16~20項：腸道年齡＝實際年齡＋15歲，腸道已步入老態之路，馬上徹底改變飲食及生活習慣。

    圈選20項以上：腸道年齡＝實際年齡＋20歲，腸道已經老態龍鍾，請立刻尋求醫師或營養師專業人員協助。

（資料來源：日本理化學研究所微生物機能分析室室長－辨野義已博士的腸道年齡評估表增修版）

打造不生病的健康生活

危害腸道健康的六大殺手

　　醫學臨床觀察發現，會影響腸道益生菌的比重，造成好菌及壞菌生態的失衡，並進一步危害腸道健康的「殺手」主要有以下六項：

1. 濫用抗生素、消炎藥：在感冒、咳嗽、拉肚子時，很多人會自行使用抗生素或消炎藥。但是，這些藥物在消滅病菌的同時，也殺傷了腸道中的益生菌，使得腸道菌群失衡，並影響腸道功能。

2. 洗腸通便：臨床發現含有大黃、決明子、番瀉葉等成分的通便產品，在長期服用之下，會造成體內電解質紊亂，以及腸道炎等症狀。嚴重的話，還可能誘發結腸黑變等癌前病變，和神經源性假性梗阻。

3. 不當減肥：許多減肥藥都具有「促進腸道排泄」的功能，如果服用過多、排泄增加，有可能造成腸道菌群的失衡狀況。

4. 食品污染：這是因為污染或不潔的食品，可能造成嚴重腹瀉，讓體內好菌、壞菌都一起排出體外。

5. 飲食習慣：暴飲暴食、食無定時、高脂高熱量、煎炸燒烤等飲食習慣，都會進一步誘發腸道的相關疾病。

6. 不良生活習慣、精神壓力大等：以長期精神壓力大為例，

有可能引發腸躁症，而其表現出的生理症狀可能是便祕，也可能是腹瀉。

在以上六項中，便祕應該是其中最嚴重的一項。千萬別小看便祕，因為便祕不只是代表腸道不健康，長此以往更會導致出現痔瘡，甚至會因為體內囤積太多老廢物，而引發細胞癌變，導致大腸癌上身。

因為便祕的發生和生活習慣、飲食習慣有著密切的關係。醫學上所定義的「便祕」是指「一週少於三次排便，且長達六個月以上」；但排便也不一定要每天，假設時間相當規律，兩天才排一次便，也就不算是便祕。

當排便頻率減少時，大便因為留存在腸道的時間較久，在水分過度吸收之後就容易變得乾硬，讓上廁所時得用更大的力量排出。時間一久，就會引發痔瘡上身。且便祕的人因腸道長時間接觸未排出的廢物與毒素，可能造成腸道產生病變，進一步引發大腸癌的產生。

打造不生病的健康生活

通宿便，是讓腸道健康的重要關鍵

腸道在人體裡面負責消化、吸收及排泄的功能。它每天將吃進身體裡的食物，消化成各個器官與細胞都能夠吸收的養分，再透過血液輸送給全身使用，並排出不必要的殘渣廢物。

一般人吃下的食物，大約一、兩天就會完全排出。假設沒有排乾淨、積存在體內，就會成為「宿便」。一般來說，宿便的量不多，不會對身體造成明顯的影響，更不會是腸道老化的主要凶手。但如果長期飲食不正常、作息不規律，加上吸菸、喝酒等刺激，就會變成是腸道老化的主因，且連帶使腸子的蠕動不正常，引起各種腸胃毛病。

由於便祕的發生與蔬果不夠、喝水量不足、運動量太少、沒有規律生活，以及沒有規律的排便等，都有極大的關係。所以，攝取足夠的膳食纖維、補充充足水分、多運動（運動量太少，也會使腸子蠕動太少，進而無法順暢排便），並且養成規律的排便習慣（避免忽略排便的感覺，有便意時不去排便等），都是避免便祕產生的重要關鍵。

清除宿便之後，不但讓人身體健康，更可以達到減輕體重、讓小肚肚不見的神奇效果。為了順利清理腸道、清除宿便，以下是幾

個重要的方法：

1. 飲食

　　最良好的飲食習慣是「少食」、「慢食」、「健康食」，也就是吃東西要定時、定量、不暴飲暴食，而且食物的選擇也要減少高蛋白質的攝取，多吃富含纖維質的食品。

　　一般來說，常吃白飯、白麵、肉類這類精製食品，卻少了膳食纖維的協助，將會使大便變得稀薄、不成形。如果又愛喝冰水、含糖冷飲，會使得身體「寒氣過重」，造成中醫所說的「氣虛」現象，讓解大便的力量變弱，出現解不乾淨的感受。

　　要讓腸道蠕動順暢，每天應攝取20~30克的膳食纖維。膳食纖維包括了「水溶性纖維」，以及「非水溶性纖維」。其中的水溶性纖維含有果膠，具吸水性，而且可與食物中的膽固醇結合，有利於膽固醇排出、降低膽固醇，並有改善血糖的效應；至於非水溶性膳食纖維，則可以增加大便體積，讓排便更加順暢。此外，每天除了蔬果含有膳食纖維之外，三餐主食應至少有一餐是全穀根莖類的食物，如全穀飯、薏仁、地瓜、芋頭等。

　　根據美國自然保健網站（Natural News）所提供的資料，以下六種是能幫助保持腸道清潔健康的頂級食物：

(1) 酪梨：酪梨含豐富的可溶性和不溶性的纖維（含量為1:3），是相當獨特的高纖維品種。實驗證明，不溶性纖維會促進腸道蠕動清潔結腸，可有效地降低結腸癌風險；至於酪梨的可溶性纖維則因為會吸水，可結合消化系統中的其他物質，輕鬆地幫助食物移動通過消化道。

(2) 亞麻和奇亞子：含有豐富的omega-3脂肪酸，實驗顯示能穩定細胞壁膜和減少發炎，而炎症可能是我們產生慢性疾病的主要問題和原因。其可溶性纖維與其他食物混結合後，能有效改善消化過程。

(3) 富含葉綠素的蔬菜：一般人常吃的菠菜、蘆筍、甘藍、白菜、芹菜、羽衣甘藍、韭菜、豌豆等，都含高量的葉綠素，可以幫助清理消化道和促進肝臟排毒。因為脂溶性的葉綠素，容易附在腸壁的黏膜層，能阻礙細菌生長繁殖，從而清除結腸的石化性（putrefactive）細菌，並有助於改善胃腸道黏膜的襯層。

(4) 喝含少量海鹽的水：水分不足將可能導致便祕和毒性物質的積累，而喝水時，可添加少量海鹽在水中，會有進一步促進排毒的作用。

(5) 發酵的食品：當體內有益的細菌群失去了適合生存的環境，整個消化系統的健康也會從此失去平衡，將進一步影響身體健康。為了抵消食品的化學成分、抗生素、加工食品以及其他因素所引起的破壞，要多吃含益生菌豐富的食物，以補充體內的「益生菌」，像是醬菜、泡菜（kimchi）、發酵飲料、酸奶等。

(6) 蘋果：蘋果因為含有豐富的果膠、糖類化合物，可以在腸道內發揮「增稠劑」的作用，具有「幫助拔出深置結腸內毒素」和「鞏固腸壁」的功能。鮑爾奇醫學博士（Dr. James Balch, M.D）也曾經發現，香蕉和柑橘類水果的外皮中的果膠，有助於消除體內重金屬等毒素。

整體來說，體內毒素的累積並不是一朝一夕所形成，而是透過日積月累中所產生。因此，調整成好的飲食習慣才能維護腸道健康。只要記得每日搭配清淡而健康的飲食，就可以順利將體內毒素排出體外，進一步讓身體達到真正健康。

健康生活守則

中華兩岸全效抗衰老促進協會黃奇卿醫師的小叮嚀：

咀嚼功能不足，對於寶寶未來的進食習慣、營養吸收、齒槽骨大小及頭顱的發育都會有影響，因此，家長從寶寶四個月大開始，就要特別注意寶寶咀嚼能力的訓練。四至六個月的嬰兒被稱為食物轉換期，這個時期除了母乳或嬰兒配方奶粉外，也應餵食紅蘿蔔泥、蘋果泥等泥糊狀食物。此階段開始，寶寶的舌頭也變得較靈活，會嘗試利用舌頭及口腔的動作，將嘴中的糊狀食物或果汁進行吞嚥動作，進而強化嘴唇的力量。訓練咀嚼動作，不僅具有營養意義，而且透過食物由軟到硬的漸近式咀嚼，對於寶寶未來的呼吸道發育、語音的發展有很大的幫助。

咀嚼功能不足的影響有：

(1) 寶寶由於口肌力不足，嘴唇無法自然閉上，容易造成口呼吸所造成的鼻子及呼吸道感染問題。

(2) 咀嚼功能不足往往伴隨有大舌頭問題，則影響到正常發音。

(3) 咀嚼功能不佳，使得齒顎發展不足，因而造成咬合不正的問題。

2. 喝水

想要改善便祕狀況，可以透過以下兩大正確喝水的重點，達到清除體內宿便的目標。首先，就是早上起床後，先慢慢喝下一到兩杯（約250～500c.c.）的溫水。這是因為在早上未進食之前喝水，腸胃運作功能會比平常快速，當水分輸送到大腸後，會增加糞便含水量，協助排便，有消除便祕的效果。且溫水較有熱度，與人體體溫相近，不會刺激胃壁。

其次，每天一定要喝足1500~2000c.c.的水，才能促進腸道健康。而且從中醫的角度來看，如果是消瘦、體質寒涼的人，不適合飲用低於體溫的冷水，最好改喝溫開水。另外，含糖飲料由於糖分高，所含果糖會促使腸道壞菌滋生，易引起腸道發炎，最好也要少喝。

3. 按摩

現代人因為工作忙碌，不是缺乏運動，就是長時間坐在辦公桌前面，造成腸道蠕動變慢。所以對於上班族的運動量少，尤其是午餐後緊接著坐在辦公桌前工作的人，建議可透過具有調理性功能的按摩或是勤做腹式呼吸法，以促進腸道的正常蠕動。

事實上，許多腹部的穴道和胃腸健康有關連，以肚臍為中心，手掌以順時鐘的方向，按摩或熱敷腹部，能夠達到調理腸胃的效果。假設排便不順，也可按摩位於肚臍兩旁三指位置的天樞穴，或是位於肚臍向外兩側下方各三指位置的大巨穴。常按摩大巨穴不但能幫助排便順利，對於脹氣也很有功效。

腹部的關元穴位於肚臍下方約四指的位置，能幫助止瀉。位於肚臍上方約四寸的位置，有一個中脘穴，當胃部不適，像胃炎、胃痙攣、食慾不振、消化不良等，都可以按摩中脘穴，減緩不舒服的感覺。又例如消化不良時，可多按摩足三里穴（穴位於膝蓋的凹洞下方約三寸的部位），但最好於飯後兩、三小時再進行。

4. 生活作息正常

例如規律排便、隨時舒解壓力等。首先在規律排便上，由於每次進餐之後，就會因為刺激大腸蠕動而產生便意；所以，當早餐或晚餐後有便意時，或養成定時上廁所的習慣後，即使沒有想要排便的感覺，也最好在馬桶上坐一會兒，訓練生理機能定時排便。因為只要讓排便規律化，就能維持腸道健康。

另外，壓力對腸胃的影響也很大。由於消化運動受到神經系統控制，當壓力增加時，心跳加快、呼吸急促、體溫上升，腸道的蠕動會混亂，產生減慢或痙攣的狀況，所以一般人處於壓力之下，不是便祕就是拉肚子，這也就是所謂的「大腸激躁症」。

當壓力過大時，除了尋找不同紓壓的管道外，也可以腹式呼吸來減輕壓力。腹式呼吸法，是指吸氣時讓腹部凸起、吐氣時壓縮腹部，使之凹下的呼吸方式。開始吸氣時全身用力，讓肺部及腹部充滿空氣而鼓起，此時，仍然要持續使力吸氣。等到吸飽氧氣之後要屏住氣息4秒，接著再利用8秒的時間緩緩將氣吐出，吐氣方式要緩慢且長，且不能中斷。

5. 運動

飯後散步不但可以幫助消化，還能增加腸道的蠕動；而透過腹式呼吸、仰臥起坐等腹部運動，不只能加強腹部的力量，也同時加強腸胃的力量，有助於排便順暢。睡前以溫熱水泡腳，不但可以活絡血液循環，對腸道的蠕動也是有所幫助。

6. 斷食

平時若吃得較油膩，或許可以選擇每週讓腸胃休息一會、實行一次斷食（約兩、三餐）。通常在斷食結束之後，會發現腸子的敏感度增加，味覺也敏銳起來。只不過，這個方法不適合糖尿病、心臟病等慢性疾病患者。

7. 補充益生菌（乳酸菌）

新生兒的腸道是無菌的，但在經過產道、懷孕期母親攝取的食物、出生後的營養來源（母乳或嬰幼兒配方食品）等因素，小朋友的腸道就逐漸充塞著各種微生物。

隨著個人的年齡、體質狀況、生活環境、疾病用藥等因素，會

讓腸道內的菌相產生改變，進而影響到我們的健康。一般來說，健康的腸道內環境為酸性，當有害菌增加時，腸道內環境容易變成鹼性。而鹼性的腸道內環境是有害菌的最愛，當有害菌占優勢時，很容易引發各種感染病症。所以，如果能夠充分補充對身體有益的益生菌，或甚至是益生源，將有助體內腸道維持在健康及平衡的狀態。

益生菌數影響腸道內的
生態平衡

　　人體內只要屬於黏膜上皮器官的部分，都有細菌的存在，例如皮膚、口腔、呼吸道、腸道、陰道等，都有所謂共生菌的存在。其中在人體的腸道內，估計大約存活了100萬億個細菌。

　　根據國外的研究指出，腸道菌種類在不同人體內分布的結果，其實都是大同小異的。也就是說，人體腸道內的共生菌數目，一般都維持著一個穩定的平衡狀態。而這樣的平衡，取決於個人的基因體質、飲食習慣、生活習慣、疾病狀況，以及服藥種類等因素。

　　其中任何一項因素的改變，或多或少會影響到體內共生菌的平衡與生態。一旦這個生態平衡被破壞，就會讓致病菌有了可乘之機，一旦致病菌取得了優勢，人體就有可能趨向於不健康的結果。

　　簡單來說，腸道內細菌可分為益生菌、有害菌，以及根據攝取食物、身體狀況而產生變化的伺機菌三種。

　　腸道內細菌數量最多者就是伺機菌，平時是溫和地棲息在腸道內；數量次之的益生菌，則在腸道內進行「腸內發酵」、擊退病原菌、製造對人體有益的物質，對於身體健康幫助很大。

　　至於分布數量最少的則是有害菌，它的功能是產生毒素、危害健康。一旦它在體內的數量增加，就會開始進行「腸內腐敗」的工

作，產生對人體有害的物質，引發各種疾病，例如導致腹脹、消化不良、便祕、腹瀉、腹痛、腸炎、腸腫瘤等問題。

　　另一個值得關注的腸道細菌問題是：它會隨著年齡產生變化。研究發現，體內益生菌占總菌數的比率，會隨著年齡增加而逐年降低。在嬰兒時期，腸內益生菌比重高達99%，青少年時期則維持在40%左右，中年時期就降到約10%。此時，便會開始出現體衰多病的跡象。到60歲以後，體內益生菌比重可能只剩下1~5%，發生嚴重疾患的可能性就更高了。

　　腸道中的益生菌數目多寡，能反映出一個人健康狀況。維持腸道菌群平衡，是確保人體健康的重要關鍵。

　　例如世界著名長壽之鄉日本山梨縣，以及中國的長壽之鄉廣西巴馬縣。有科學家曾對這兩個地區的長壽老人，進行了糞便菌群研究後發現：這些長壽老人的腸道菌群近似於年輕人。當然，當地人長壽的原因，也可能跟氣候環境和生活方式有關，但他們的腸道有足夠多的有益菌，應該也占了極大的因素才是。

　　世界衛生組織對於「益生菌」的定義是：「一種在特定量使用情形下，對人體有健康助益的活菌」。有研究顯示，腸道共生菌與人體體內血漿產生的1~20%必需胺基酸有密切相關；它也同時是體內維生素K、維生素B群、鐵和銅的重要來源。

　　益生菌就是指體內的「好菌」，可改善宿主腸內菌相平衡，維護腸道健康，預防腹瀉、便祕及腸癌等腸道及免疫問題。例如：乳酸桿菌（Lactobacillus acidophilus）、比菲德氏菌（Bifidobacterium bifidus）、雙歧桿菌（Longus Bifidobacteria）等。其作用機轉是藉由增加乳酸的產生，而使腸道的酸鹼（PH）值下降，進而產生更多有益微生物生長的產物。而這些產物能預防致病菌的腸道生長，並能增進腸道內的消化與特殊營養素的吸收與代謝。

　　有益人體健康的益生菌，主要有以下五大類：

　　1.噬乳酸桿菌：主要寄生在小腸內，功能為抑制致病菌、酵母

菌感染，以及病毒的突變等，也可以減緩因服用抗生素而導致的腹瀉。

2. **鼠李糖乳桿菌**：寄生在大腸部位，有助於防止有害病菌的侵入。

3. **雙歧桿菌**：有助減少疾病的發生，以及人體對某些食品過敏的產生。同時，也可幫助體內自然合成部分維生素 B 群，並增強人體免疫系統。

4. **植物乳酸桿菌**：可在消化系統中，產生抵抗有害病原菌入侵的抗微生物化合物。

5. **罐頭平酸菌**：是一種由孢子形成的益生菌群。當它被胃裡的酸性環境激化，並轉運到腸道之後，可以幫助消化乳糖、減少腹脹及疼痛，以及改善免疫系統對病原體的抗病能力。

以上五大類益生菌分布在腸道的不同部位，共同維持腸道菌群的生態平衡、抑制腸道不良微生物的增殖，並且有預防和治療各種腸道疾病的效果。

目前科學研究仍無法證實何種益生菌最好，因為決定益生菌對腸道的益處因素眾多，包括個人體質因素及疾病狀況等。一般來說，選擇益生菌的原則為活菌、菌數足夠、價格合理。畢竟，過度昂貴的價格會影響使用的時間與意願。使用益生菌的唯一禁忌就是免疫功能不全。所以，具有免疫功能不佳的患者在使用益生菌前，最好與醫師討論後再決定。

益生菌的七大功能

根據許多研究顯示，益生菌主要有以下的功能及作用。

1. 預防或改善腹瀉：飲食習慣不良或服用抗生素，都會打破腸道菌群原本的平衡狀態並導致腹瀉。服用含益生菌的保健食品來補充益生菌，則有助平衡腸道菌群、緩解腹瀉症狀。

2. 緩解不耐乳糖症狀：乳酸菌可幫助人體分解乳糖、緩解腹瀉、脹氣等不適症狀。

3. 預防感染：益生菌可幫助修復女性陰道感染等常見的婦科炎症，例如酸牛奶、瑞卡福抑菌噴劑中的嗜乳酸桿菌可抑制陰道內白色念珠菌的繁殖。另外，幽門螺桿菌感染會導致胃潰瘍等病變，而許多特別的乳酸菌，能有效降低胃部之幽門螺桿菌感染。

4. 增強人體免疫力、延緩老化：益生菌可以透過刺激腸道內的免疫機能（刺激巨噬細胞及淋巴細胞產生免疫球蛋白、干擾素、抗腫瘤因子等免疫因子），將過低或過高的免疫活性調節到正常狀態。也因為益生菌具有這種免疫調節的作用，讓它被認為有助抗癌與抑制過敏性疾病。

5. 促進腸道消化系統健康、延緩老化：益生菌可以抑制有害菌在腸內的繁殖，減少體內的自由基、吸收重金屬等各種腸內毒素，促進腸道蠕動，從而提高腸道機能，改善排便狀況，自然能有效延緩老化。

6. 降低血清膽固醇、防止心血管疾病：大量科學研究證實益生菌可以降低血清膽固醇。

7. 幫助吸收營養成分，預防骨質疏鬆：研究顯示，乳酸菌在人體腸道中可以幫助數種維生素的合成，例如維生素 B1、B2、B6、B12、葉酸、菸鹼酸及維生素 K 等。此外，乳酸菌可分泌產生有機酸造成腸道酸性環境，促進鈣、鎂等礦物質的吸收，可以有助防止骨質流失、預防骨質疏鬆症。

過去曾有實驗發現：補充特殊的菌種（例如 A 菌、B 菌等）可以改善腸道的狀況。但是這些額外補充的益生菌卻得面對一大考驗——如何通過體內消化道胃酸及膽鹽的侵害，才能夠到達腸道？

另外，當益生菌通過消化道的層層考驗，來到了腸道，能不能

順利在腸道中定居下來（這就是所謂的「定殖力」），也是另一大問題。一般來說，如果食用的益生菌能有十分之一在腸道中存留下來，已經算是很高的定殖率。

好在隨著醫學進步，以及基因判斷技術的幫忙，已經可以從益

健康生活守則

美加醫美整形診所巨蛋店李朝熙院長的小叮嚀：

腸道有以下幾項不為人知的祕密：

(1) 腸道健康關乎全人健康：腸道疾病與慢性疾病（如：糖尿病、高血壓、心臟病、精神疾病、各種癌症）都是息息相關的。規律運動和健康飲食，有助於腸癌患者降低腸癌復發的機率。

(2) 肥胖由腸道菌掌控：高脂飲食使腸道菌相失衡，進而使腸道內雙岐桿菌、乳酸菌等（好菌）減少、嗜脂陰性菌（壞菌）增加，增加人體對醣類、脂肪酸的吸收能力，接著引發脂肪肝、肥胖等疾病。

(3) 腸道是會思考的「第二顆大腦」：腸道的神經系統超乎想像，大約有一億個以上的神經細胞分布於此，數量僅次於大腦。而腸道分泌的各種荷爾蒙，更會影響全身大小器官，當然也包括大腦在內。

(4) 人的情緒由腸道掌控：研究顯示，影響我們喜怒哀樂的血清素，並非由大腦分泌，而是來自腸道；可以改善負面情緒，讓心情愉悅。

(5) 腸道是人體重要免疫器官：腸道乳酸菌扮演非常重要的角色，使體內的巨噬細胞、自然殺手細胞、T細胞等各種免疫細胞活性加強；免疫系統強壯，身體自然健康。

生菌種中，利用基因工程的幫忙，篩選出機能性強、抗胃酸、膽鹽能力高，且能生存在人體腸道的特別菌株。這樣一來，只要益生菌菌叢能夠穩定地在腸道中存活（六個月），日後只需要少量補充，就可以讓益生菌「長駐體內」。

再好的菌也無法在腸道中久駐，因此要有正確的飲食習慣及規律的生活作息，或是在需要時補充優質益生菌，以維持腸道的健康。

Point

何謂「益生源」

所謂益生源（Prebiotics，也有人翻譯為「益菌生」）」，是指可以刺激腸道內好菌生長的「食物」，例如：菊苣纖維（Inulin）、果寡糖（Fructo-Oligosaccharide）等，能夠被益生菌利用並促進益生菌生長、抑制壞菌數量的食物。一般富含益生源的天然食物有：五穀根莖、豆類、海藻類、洋蔥、大蒜、牛蒡、蘆筍、小麥、地瓜、大豆、牛乳、蜂蜜等，或是市售含有菊苣纖維、果寡糖的飲料或奶粉等產品，都具有豐富的益生源成分。

有實驗證實，「益生菌」及「益菌生」的相互搭配，可以穩定大腸內微生物的生態，避免腸黏膜細胞突變，對身體健康會有加乘的效果。但一般健康的人，若排便及胃腸功能正常，只要飲食均衡，多攝取天然益生源食物，就可以達到胃腸保健的目的了。

如果想了解更多相關健康食品，可上行政院衛生署之食品資訊網（http://food.doh.gov.tw/foodnew/），查詢已獲認證之益生菌（如比菲德氏菌、乳酸桿菌）及益菌生（如寡醣、菊苣纖維）的健康食品。

對生機飲食的正確認識

簡單來說，生機飲食是指「只吃未經農藥、化學肥料、化學添加物和防腐處理或污染的食品，或是多吃未經烹煮的食物及新鮮動植物」。不過，市場上還會依照「進食」的方式，分為完全生機飲食、部分生機飲食及中庸式生機飲食三種。

⊙圖表7-1：生機飲食的定義與內容

進食方式	定義及內容
完全生機飲食	強調飲食中，至少有一半以上是採用「生食」，而且是完全「素食」，也就是排除所有「肉類」，也不吃任何蛋類、乳類及其製品。完全生機飲食論者認為，生食的主要目的是增加營養素的吸收、清除體內毒素，以便達到治病的效果。舉例來說，「斷食療法」就是療程的一部分，可以加強排毒的效果。
部分生機飲食	大致上遵循完全生機飲食的精神，仍然採取完全素食，只是不刻意強調生食。
中庸式生機飲食	選用無污染的動植物性食物，不強調素食，所以飲食中會加入深海魚，以及少量有機肉、有機蛋或乳製品。此外，也會減少烹調用油量，避免油炸、油煎或油酥的高油烹調方式，改採清蒸、水煮或涼拌的方式。

早期人類為了提高農作物產量，以解決急速增加的人口與糧食問題，才有了化學肥料、農藥、殺蟲劑及防腐劑的發明。只不過，這樣的做法不僅造成水質、土壤及空氣的污染，含有農藥的蔬果不易經由鹽或清水完全洗淨，進入人體後可能囤積而不易排除。

所以，生機飲食概念的抬頭，不但可以避免人體農藥中毒的問題，也是可以做好身體與環境保護的正面做法。它不只是提倡吃有機蔬菜、苜蓿芽、精力湯、生菜沙拉，或五穀雜糧等，它還引導人們進一步省思：當身體亮起紅燈時，是否意味著以前的生活習慣、飲食內容或情緒壓力，也都必須跟著一起調整？

特別從身體健康的角度來看，與一般現代化「高鹽、高油、低纖」的飲食內容相比，生機飲食所強調食用的植物性食物，像是五穀根莖類、豆類、蔬菜及水果等，富含較多利於人體的膳食纖維、抗氧化物質、不飽和油脂、維生素及礦物質，全都有助於維持腸胃道的正常功能。且由於能減少造成心血管疾病的飽和脂肪酸及膽固醇，也有助於預防現代人的文明病。

● 生機飲食可能引發的問題

只不過，完全不攝取有使用化學肥料及農藥的食物，就一定代表食物安全無慮，或是完全對身體「百益而無一害」嗎？至少從營養學的角度來看，「完全生機飲食者」因避吃所有動物性食品而忽略飲食均衡性，有可能造成蛋白質缺乏、胺基酸比例不均、維生素B12缺乏等問題。

除此之外，因蔬果中的鈣質、鐵質之人體吸收率較差，加上大量膳食纖維干擾吸收，也可能造成其缺乏，而需要額外補充礦物質。在此同時，生機飲食對以下幾種症狀的人，非但無益且可能有害。所以，應該謹慎採取生機飲食的方式。

(1) 腸胃道術後或腸胃功能不佳者：這是因為生機飲食的菜色中，含高量的高纖蔬果、豆類及五穀雜糧，大量食用時可

能會有腹脹、脹氣的現象。另外，在腸胃道手術後或處於腸胃發炎、出血階段時，也不適合粗纖維多的飲食，所有蔬果汁最好濾渣後再飲用。

(2) 服用鐵劑或鈣片或其他礦物質補充劑者：過量的纖維會干擾食物中鈣、鐵及其他礦物質的吸收，因此不宜和高纖維食物同時食用。

(3) 慢性腎臟衰竭、洗腎治療，心衰竭及肝硬化合併腹水的患者：這是因為腎衰竭病患的水分排泄與離子（如磷、鉀）調節能力差所致。而心衰竭及肝硬化合併腹水的病患，也同樣有水分限制的考量。
由於生機飲食特別強調飲用精力湯及其他多種蔬果汁，但過多的水分及高鉀含量的蔬果汁，將影響水分在體內的滯留及透析治療的效果，甚至造成心律不整而危及生命。另外，全穀類食物、堅果、豆類及酵母含高量的磷，會造成皮膚搔癢及使腎性骨病變更惡化。

(4) 心臟衰竭水分代謝不良或肝硬化有腹水者：原本平日的水分攝取都需要斤斤計較，更不適合飲用大量的精力湯或其他蔬果汁，以免影響治療。

(5) 紅斑性狼瘡患者：由於苜蓿芽與芹菜，都是生機飲食中常用的素材，其中的刀豆胺基酸會促使紅血球破裂引起貧血，更加重自體免疫的潛在問題，不利於病情的控制。

(6) 生長發育中的兒童、青少年及懷孕婦女：因為都是屬於高營養需求的生理階段，而如果採用生機飲食中的「斷食」方式，有可能因為營養素攝取不足造成生長受阻。

(7) 糖尿病患者：採取斷食的病患，有可能因為熱量攝取不足而燃燒患者的身體脂肪，進一步產生大量酮酸，並引發酮酸中毒的生命之虞。又或者是喝入大量的高甜度胡蘿蔔汁，可能也有高血糖昏迷的危險。

打造不生病的健康生活

(8) 治療中的癌症患者：尤其是注射化療藥物者，由於免疫力較一般正常人為差，直接生食有可能增加感染風險；至於放射治療照射部位涵蓋腸道者，高纖飲食也容易加劇腹瀉症狀。

此外，在一般化、放療期間，病患的身體比平時需要更多的熱量和蛋白質，以便修復被破壞的組織，而攝取高比例蔬果常會擠壓到蛋白質食物的攝取量，容易造成虛弱無力、體重減輕、免疫下降、增加治療副作用等不利影響。所以，就算要採取生機飲食的輔助療法，也至少要等療程完全結束後。

從以上的分析可以看出，雖然透過生機飲食的配合及飲食習慣改善，是改善許多疾病所必須的方法之一。但是，由於有關生機飲食的療效，還沒有完全得到臨床上的科學證據證明，再加上個人的體質、病況及食用方式也會影響生機飲食的效果，千萬不可冒然採取。

● 採取生機飲食的注意事項

因此，不論採行何種生機飲食，「飲食的均衡性」是必須注意的，最好依據衛生署的成人飲食指南為依據。且民眾在採用生機飲食方式時，最好要特別注意以下幾大重點：

首先，生機飲食只是一種輔助正規治療的手段，它是透過藥物及手術的配合，來改善及維持病患的健康，絕對不是治療疾病的最重要或唯一的角色。它也無法取代手術或藥物的地位，尤其是重病患者。

此外，由於有機蔬果並不代表絕對「乾淨無菌」，所以，不論是烹調或甚至是生食之前，更應清洗乾淨，以免誤食寄生蟲卵或其他有害菌而造成腸胃不適，甚至是食物中毒。

特別是有些食物並不適合生吃，以豆類為例，加熱後，可以破壞其中的抑胰蛋白酵素成分及血球凝集素。前者會影響體內蛋白質

的消化吸收，後者則會破壞體內紅血球。

最後，由於培養生機食物的種子、水和土壤的安全性如何令人擔心，再加上生機飲食也缺乏有公信力的機構認證，有關「以假亂真」、「無法維持一定品質水準」等問題，更是消費者最難選擇的關鍵。

以下提供數個比較具有公信力的標章，供讀者做為選購時的參考。首先是原先由省農林廳所推廣的「吉園圃」安全蔬果標章。雖然經「吉園圃」認證的作物，在栽種過程中仍然有使用農藥，但是申請此標章的農民，必須長期遵守使用農藥的嚴格規定，並保存該項紀錄，且經過農會輔導、審核後才准予使用。貼有此標籤的蔬果必須經過農藥殘留檢驗合格，才得以上市，因此對消費者而言，選購此類蔬果比較具有保障。

此外，農委會也委託 5 個民間團體，針對合格的有機蔬果生產者進行輔導。這 5 家團體包括了國際美育自然生態基金會（MOA）、中華民國有機農業產銷經營協會（COAS）、台灣省有機農業生產協會（TOPA）、慈心有機農業發展基金會（TOAF）和台灣寶島有機農業發展協會（FOA）。因此，民眾選購時應注意在包裝袋上的驗證機構及輔導機構的名稱，才不致於買到假的有機蔬果。

Point

圖表 7-2: 有機蔬果認證標章

國際美育自　　中華民國有機農　　台灣寶島有機
然生態協會　　業產銷經營協會　　農業發展協會

台灣省有機農　　慈心有機農業發
業生產協會　　展基金會

Part 8

「吃」進去的健康
—— 善用保健食品為
健康加把勁

世界衛生組織將65歲以上的長者定義為老年人，當65歲以上人口占總人口比率達到7%、14%及20%，分別稱為「高齡化（Ageing）」、「高齡（Aged）」，以及「超高齡（Super-aged）」社會。

由於經濟發展及生活水準提高、醫療衛生設備的普及，以及醫藥科技的長足進步，使得人類的壽命不斷地拉長，再加上出生率急遽下降等原因，未來世界各國走向高齡社會，已經是不可避免的趨勢。

老年人口因為各種心血管疾病及慢性病的普及，勢必會增加社會醫療成本與健保支出。所以，過去世界各國都是採取「鼓勵使用學名藥以控制醫療支出」的政策，在此同時，也順勢帶動了周邊泛生醫產業的發展。

醫藥水準的不斷進步，除了顯著地延長人均壽命，生活水準的提高也同時造成一般民眾對於健康的概念，由「治癒疾病」提升到「預防醫學」的層次，再加上科學研究大量增加食品成分的驗證成果，使得保健食品的市場規模也跟著快速成長。讓不少想避免患病時高額醫療花費的消費者，選擇定期服用保健食品，以達到「促進健康」或「預防疾病」的效果。高齡化雖然帶來許多問題，但也為相關廠商產生不少新商機。其中，「保健食品」就是成長最快、最大的產業之一。

臺灣人最喜歡的營養補充品

　　臺灣保健食品的起源，最早應可追溯至60年代，台糖公司推出的健素糖及酵母粉。剛開始時，產品只有膠囊及錠劑等固態營養品，如今，像糖漿或飲料一般的形式也不斷推陳出新。

　　另外，產品型態也從最早期的單純維生素，發展到各種機能性飲料、養顏美容膠原蛋白、中草藥產品等，商品更是多元化及多樣性。而不同的數據資料顯示，在市場的不斷進展之中，臺灣人最喜歡的營養補充品也有「改朝換代」的變化。

　　例如在衛生福利部「1992年7月至1997年6月國民營養健康狀況變遷調查結果」中，國人服用補充劑以維生素所占比率為最高，約為52.8%；其次為包括康貝特、魚油、大蒜精等在內之補充劑，約為21.0%；居於第三位的是包括四物、靈芝與人參在內的中藥，約占17.8%；最後即為鈣、鐵劑等礦物質補充劑。

　　之前榮總一份研究報告所引用的資料顯示，1998年國內消費的膳食補充品中，以維生素類產值（約35~40億元）與礦物質類產值（約10~12億元）為大宗。其中，又以更年期婦女與孕婦、兒童為主要消費族群。

　　2010年，食品研究所（ITIS）針對臺灣膳食補充劑市場規模所做的調查發現，銷售市場規模以乳酸菌最高為20億元，其次為草本複方產品及靈芝皆為15億元。

然而最近的業者統計則指出，現階段國內保健食品類別以調節血脂、腸胃改善、免疫調節、護肝等四類最多，市場占有率達到83%，估計是與國人飲食和生活習慣的改變，有很大的關連性。

　　也有藥局統計的數字是：銷量第一名是維生素，占了30%，例如全省有316家連鎖據點的康是美藥妝，一年的維生素銷售量就超過100萬顆，其中又以提升精力的綜合B群維生素最受歡迎，業績比率超過五成。

　　第二名是補鈣和保護關節的產品有25%，腸胃保健像是針對脹氣、便祕的有20%，再來是心血管和眼睛類的保健食品，以及維持青春的美容飲品；至於中老年人最常買的，就是預防心血管的產品，像是銀杏、魚油就占了15%，保護眼睛有10%。

　　此外，由於保健食品的售價較高，且有針對性的健康考量，所以銷售廠商通常在實體通路外，透過直銷體系建立起口耳相傳的好口碑。目前，直銷大約占整體保健食品比重的34%，包括安麗、賀寶芙等外商公司，都長踞國內直銷前幾名寶座。

　　至於國內品牌，則以上市公司葡萄王為代表，產品有75%是透過旗下直銷子公司——葡眾銷售，且利用「拉高單價」的方式，與實體通路產品做出區隔，成為保健食品股成長最快速的廠商。

　　尼爾森公司的調查資料也顯示，臺灣使用含維生素的保健食品比率，高達56%，與美國並列為全世界最愛食用保健食品第三名（第一名是菲律賓及泰國，第二名則是立陶宛）。其中，臺灣有27%、超過四分之一的人，每天一定要吃保健食品，每個月只吃一次保健食品者比率，只有1%。

　　至於為什麼臺灣人特愛吃保健食品？依照業者調查發現，生活型態改變讓外食族增加，或緊張工作造成壓力、長期睡眠不足；飲食習慣變化，如精緻飲食、速食、美食等增多；現代人文明病，包括肥胖、過勞、三高，以及資訊發達，預防醫學觀念普及各種因素，造成臺灣人的保健意識抬頭，在預防勝於治療觀念與宣傳催化

下，保健食品市場與商機，越滾越旺。

根據TVBS電視台2013年9月11日的新聞報導，現在民眾走進藥局，一整排牆面通通是保健食品，從維生素、抗老化、婦女保健到幼兒等分門別類進行排列，整個牆有六大櫃，如果再加上另一頭的區域，整家藥局有一半的櫃位，都是在賣保健食品。

冷笑話集

一位醫師跟腹部抽完脂病患的對話：

醫師：「妳今天的臉看起來怎麼那麼亮白啊？」

病患：「哪有？看起來像死人白嗎？剛抽完脂失血過多啦！」

醫師：「妳的小腿怎麼那麼瘦啊？」

病患：「醫師我是抽腹部的脂，你怎麼會看我的小腿呢？」

（廖俊凱 提供）

保健食品購買習慣大調查

　　根據食品研究所 ITIS 在 2012 年所做的調查顯示，保健食品的銷售通路以直銷的占比最高（達 38%），其中包括「人對人的直接銷售」和「電話銷售」；至於第 2 至 5 名，分別是藥粧店／藥局（占 13%）、網路商店（占 10%）、醫院診所及電視購物（各占 7%）。

　　《康健雜誌》也曾在 2010 年，針對 1,289 位 20 歲以上臺灣本島 22 縣市民眾，進行「聰明選購保健食品大調查」發現：不分男女老少，全民瘋保健食品，不看標示、產地、認證，聽人家說這個不錯就掏錢，買保健食品像買零食。

　　超過七成有買過保健食品，購買次數集中在兩個極端，5 次以下最多（34.7%），其次是 16 次以上（20.58%）。從年齡來看，輕度購買者（1~5 次）中以 20~29 歲最多，40~49 歲與 60 歲以上這些中、老年人偏重度購買（16 次以上），顯然，政府不應只針對老年人做衛教宣導，年輕人的購買力也不容小覷，應該被重視。

　　在花費上，一次最高花 3000 元的人最多，占了 40.5%，其次 1000 元以下；仍有超過一成民眾最高一次花費在萬元以上，這些人以 30~39 歲、高中職學歷為多。

　　另外，八成一的民眾是為自己而買，半數幫親友買，三分之一為了小孩買；有趣的是，還有不少男性會為客戶、同事、親友而買，社交意味濃，女性則較常替小孩買。

打造不生病的健康生活

消費者最常在哪裡買健康食品呢？這份調查發現，民眾購買的管道相當多元，藥局排行第一，其次是直銷通路（或朋友介紹）、連鎖藥妝店、大賣場、醫院診所，至於電視購物頻道與網路購物也有一成多，社區活動中心、遊覽車也是新興促銷管道。

如果按區域分析，北中南部民眾最常在藥局購買，但東部卻被直銷通路攻占（60.91%），在診所、醫院購買的比率也是各區最高的（7.94%）。這幾年，電視購物頻道異軍突起，甚至有「類談話性節目」其實是廣告置入。從這次調查發現，女性、40~49歲、學歷高中職、北部地區民眾，最常在電視購物頻道買保健食品。

調查發現，五成三的民眾擔心買到有害（黑心）或假冒的保健食品，擔心因而造成金錢損失的有五成五，擔心因此讓身體受到損害造成不良影響的有六成五。只不過擔心歸擔心，民眾購買時的考慮因素，最主要是聽朋友或查網路口碑推薦（28.24%），有認真看是否有衛生署字號、保存期限、看產地、有無實驗證實的比率，各只有一成多。

另外，雖然民眾對廣告代言人不買單，只有2%以此做為考量，但東部民眾跟北中南部很不同，考慮的購買因素除了聽朋友或網路口碑之外（49.2%），聽藥師、醫師推薦的比率也高（44.46%）。

調查也發現，近六成民眾購買時，並沒有先經過專業諮詢或要求提供相關資訊，僅四成有諮詢，最主要的諮詢對象是藥師（49.96%）、醫師（39.75%），找營養師諮詢的比率竟低於網站、網友諮詢。

其中，東部地區最常找的專業人士是親友（44.66%），26.72%的人找醫師，13.42%找營養師，11.89%找護士，只有一成找藥師諮詢。也就是說，東部民眾願意相信醫師、藥師的專業推薦，但實際購買時的諮詢對象竟然是親友。

而假設買到不合格的保健食品該跟誰申訴，近六成民眾自認為

自己知道，其中有53.84%認為是消基會，但是正確答案「各縣市衛生局」，竟只有6.87%答對。連同衛生署、消保官統統加起來，占比也只有38%。

調查發現，民眾最關心保健食品有沒有療效，占了四成五；其次是品質與安全（35.21%）、衛生局有沒有確實稽查（23.75%）；至於成分、產地、價格等真正應該要關心的項目，顯然沒被消費者重視。

打造不生病的健康生活

認識健康食品與保健食品

國內的行政院衛生福利部,早在1999年2月3日公布,並在當年度8月3日正式開始實施「健康食品管理法」。其中的第二條規定:健康食品是指「提供特殊營養素或具有特定之保健功效,特別加以標示或廣告,而非以治療、矯正人類疾病為目的的食品」。

因此依我國「健康食品管理法」第三條之規定,「健康食品」必須符合下列要件:

1. 具有明確的保健功效成分,且其產品的合理攝取量必須具有科學依據。

2. 經科學化的保健功效評估試驗,或依學理證明其無害並且具有明確及穩定的保健功效。

因此簡單來說,健康食品可以強調「療效」,但保健食品則不可以宣稱有任何療效;再者,只要經過衛生福利部或衛生福利部委託機構查驗登記,並且發給許可證的「健康食品」,都一定有「小綠人」標誌(請見圖表8-1),以及「衛(署)部健食字第○○○○○○號或衛(署)部健食規字第○○○○○○號」字樣。

至於保健食品,則是只有「衛(署)部食字第○○○○○○號或衛(署)部食規字第○○○○○○號」字樣。其中,就只有一個「健」字之差。而差一個字,就不是真正經由衛生福利部核准的「健康食品」,只能算是「保健食品」。

依現行法令，健康食品的製造、輸入許可證有效期限為五年，期滿仍要繼續製造、輸入者，必須在許可證到期前三個月內，向中央主管機關（衛生福利部）申請核准展延，但每次展延不得超過五年。

圖表8-1：健康食品標準圖樣

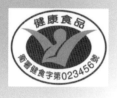

目前，衛生福利部已認可13種保健功能，分別為：(1)調節血脂功能；(2)免疫調節功能；(3)胃腸功能改善；(4)骨質保健功能；(5)牙齒保健；(6)調節血糖；(7)護肝（化學性肝損傷）；(8)抗疲勞功能；(9)延緩衰老功能；(10)輔助調節血壓功能；(11)促進鐵吸收功能；(12)輔助調整過敏體質功能；(13)不易形成體脂肪功能。

衛生署核發的「健康食品」證書目前共95件，其保健功效以調整腸胃道、改善血液功能者最多，護肝及調整免疫者次之。其中，又可依補充品的營養性質可將之區分成8大類，依序為(1)維生素類（Vitamins），(2)維生素與礦物質類（Vit.& Min.），(3)礦物質類（Minerals），(4)中草藥類（Chinese herbal），(5)其他保健食品類（Other health food），(6)脂質類（Lipids），(7)蛋白質與配方食品類（Protein & formula foods），和(8)未知成分類（Unknown）。

但也有根據機能性食品的素材來源，分成乳酸菌類發酵產品、

發酵食品或代謝品、真菌類及其代謝物、藻類、植物來源、穀物來源、動物來源、特定要求乳製品，以及其他類保健食品共九大類。

　　從以上衛生福利部對於「健康食品」的定義來看，就知道「健康食品」與保健食品（一般食品）之主要不同點，是「健康食品」可以訴求特定之保健功效，「一般食品」則不得為之。且健康食品管理法規定：有關健康食品的標示或廣告不得有虛偽不實、誇張及超過許可範圍之內容，以及不得有醫療效能之標示或廣告。

　　而所有未經登記，並取得許可證的食品，都將被衛生福利部列為「一般食品」來管理。至於所有「非健康食品」，例如補充品，或具有健康訴求的保健食品、機能性食品等各類名稱，都只能用「膳食補充品」（簡稱「補充品」）、「保健食品」等來稱呼。

　　雖然國內衛生福利部對於「健康食品」，有嚴格的定義及規定，並且把所有「非健康食品」，都劃分為「一般食品」。但民眾除了健康食品這個名詞之外，還會聽到及看到「保健食品」、「機能性（功能性）食品」等名稱。

　　這是因為雖然食品有「一般」與「健康」兩種的區別，但有關「健康（或保健）食品」的定義，則會因為不同國家而有區別。首先，國際上最常見的，就是「機能性食品」。

　　雖然嚴格來說，所有食品都具有「機能性」，因為食物本身就提供了「維持生命所需的能量與營養素」。但國際上最早對「機能性（或稱「功能性」）食品（functional food）」這個名詞進行定義，是在1980年代中期由日本所提出的。它是指：「除了包含傳統的營養成分外，可提供保健好處的任何食品或食品成分」。簡單來說，它就是「能促進人們健康的營養保健食品」。

　　日本厚生省曾經對「機能性食品」，做了以下的明確定義：「機能性食品是將食品的生理機能，利用各種分析方法得到驗證，而將其生理機能與特定作用方式關係加以闡明。也就是說，機能性食品是具有『生理調節機能』附加價值的食品」。

既然機能性食品是指那些「既能維持生命所需」，同時有具有「對健康有益」的食品。所以，都會有「預防特定疾病」、「避免疾病惡化」、「特殊生理需求」、「增強體力與精神」，以及「一般營養補充」的商品訴求，包括了降低慢性病的風險、提高控制慢性病的能力、促進發育、生長、提高效能，以及其他特殊健康需求（包括分娩的婦女、青春期的青少年、運動員、軍人及老人等）。

　　多年後的1994年，美國也通過了「膳食補充品健康與教育法案」（DSHEA, Dietary Supplement Health and Education Act of 1994），正式將具有保健功效的膳食補充品，從一般食品與藥品特別中區分出來。

　　1995年9月聯合國糧農組織（Food and Agriculture Organization, FAO）、世界衛生組織及國際生命科學研究所（International Life Science Institute, ILSI）在一個國際研討會中，將這些具有保健功效或相關概念的食品定名為「機能性食品」或「功能性食品」。

　　但是，不論是日本的「機能性食品」，或是美國的「營養補充品（Nutritional Supplement）」、加拿大的「天然健康產品（Natural Health Products）」、澳洲的「補充藥物（Complementary Medicine）」、新加坡的「健康補充品（Health Supplement）」、中國大陸的「保健食品」，或是菲律賓、泰國、印尼的「食物補充品（Food Supplement）」，都是我國有特別法律規範的「健康食品」。

　　值得注意的是，所謂「膳食補充品（Dietary supplement）」，其實只是機能性食品當中的一個品項，因為根據國內IEK產業經濟與趨勢研究中心目前機能性食品的產業，總共有膳食補充、傳統草本、維生素、體重管理、孩童營養膳補，以及運動營養等六大類別。

打造不生病的健康生活

Point

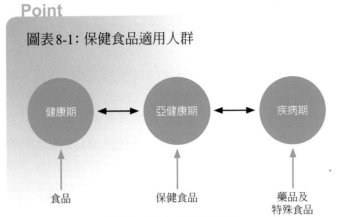

圖表8-1：保健食品適用人群

食品　　　　保健食品　　　　藥品及
　　　　　　　　　　　　　　特殊食品

（資料來源：南台科大生技系教授陳健祺）

從圖表8-3可以看出，如果是處於「健康期」的人，也許從一般食物中，進行多樣化的營養攝取就足夠了；而如果處於「疾病期」，自然要向醫院報到，由專科醫師開立藥品進行治療。

但如果是處於「亞健康期」的民眾，也就是身體內部組織出現「局部受損」，但並沒有達到「疾病」的狀態，想要讓身體趨向健康，或許就得仰賴各種營養補充品做為輔助。

著有《醫師向左、病人向右》的生物醫學博士曾志鋒就表示，這裡的原因有二。

其一是：我們的食物生長在越來越貧瘠的土地上，再加上有些食品的處理大大減少了食物中所含的營養，若是單純依靠食物，已經很難保證獲得足夠的營養。

其二是：在疾病狀態，人體本身對營養素的需求增加，對付疾病所產生的壓力幾乎耗盡了身體內部現有的營養素。因此我們必須選用合適的營養品來支援身體恢復健康。

再者，藉由天然、多樣化食材來獲得營養素，當然對身體是最自然且無負擔的。但是，由於現代人生活忙碌，造成飲食極度不均

衡，且攝取的食物也多半是過度精緻化的加工食品，很容易造成營養素攝取失衡。此時，就必須藉由保健食品來幫助補充不足的部分。

此外，有些營養素也不容易從日常飲食中獲得足夠的劑量。舉例來說：如果想要攝取500mg的維生素C，必須吃下1斤的芭樂，但若換成吃一顆500mg含量的維生素C，就顯得容易且方便許多。

更重要的是，處於工業化忙碌社會的人，根本沒有那麼多的閒暇時間，從大量天然食物中萃取出濃縮的精華（費時耗力地燉湯熬補）。但是拜科技之賜，只要透過一小顆藥丸大小的健康食品，就可以快速達到營養補給、疾病預防、美容瘦身等效果。

打造不生病的健康生活

保健食品也有
「不一定保健」的迷思

雖然每樣保健食品都號稱「對身體有益」，但是，有關「保健食品不一定『保健』」的「證據」或「訊息」，也不時地出現。以下是民眾比較常見的內容：

1. 吃保健食品，死亡率反而更高

曾經有一項針對2,000名長期吸菸、50歲以上的芬蘭男性，也就是罹患肺癌及心血管疾病的高危險群進行研究，結果出乎意料地發現，服用維生素E及胡蘿蔔素的實驗組，反而比對照組死於肺癌及心臟病的人數還要高。

2. 證實無效

諾貝爾獎得主萊納斯・鮑林（Linus Pauling）曾在1970年倡議高劑量維生素C（3000 milligram）可避免感冒。後來甚至聲稱：維生素C加上維生素A、維生素E及胡蘿蔔素，不但可以預防癌症還可以治百病。

其理論基礎，最主要是抗氧化（Antioxidation）的作用。但是，在過去二十年間，所做過許多有關維生素預防癌症、心臟病等

的臨床實驗，卻發現似乎是「事與願違」。維生素不但無法證實能夠預防癌症及心臟病等的發生，而且服用維生素的實驗組死亡率更高（請見上例）。

1996年，美國西雅圖佛瑞德哈欽森（Fred Hutchinson）癌症研究所，以18,000名暴露在石棉的肺癌罹患高危險群為研究對象，給實驗組服用維生素A及胡蘿蔔素。結果，因為實驗組死亡率高出對照組11%，而讓該研究被迫提前中斷。其後，還有更多的研究也都證實：服用抗氧化劑，不但不能避免癌症、心臟病的發生，服用者反而比不服用者的死亡率更高。

另外，近期美國國家癌症研究所期刊所報導的，硒（Selenium）與維生素E預防攝護腺癌的臨床實驗結果也發現：同時服用omega-3脂肪酸者，罹患攝護腺癌的比率比較高，表示魚油的保健功效也不保。

3. 保健食品多為維生素

所謂保健食品（包括政府認證的健康食品），絕大多數是維生素。單從文字上來看，它們似乎是「維持生命」的必需元素。例如，缺乏維生素C會罹患壞血病；缺乏維生素A則會引起夜盲症。但是，這在經濟情況良好的開發中或已開發國家，都已不再是問題。

4. 原料與製程問題，連業者自己都不敢吃

《今周刊》在2013年3月所做的一份問卷調查中，一位在保健食品業工作十二年，前前後後待過五家公司，有原料廠、加工廠、也有排名百大的藥廠，上中下游都做過的從業人員，居然都沒買過市面上的保健食品，都是去找自己信賴的原料，然後送去工廠，請他們用小量生產的方式「另外特別製作」。

打造不生病的健康生活

慎選保健食品，以免花錢又賠上健康

之前衛生福利部曾經做一項調查，結果顯示52.8%的民眾有吃維生素補充品的習慣，且隨著許多新成分不斷地被發現，市面上充斥著各式各樣的保健食品，常常令消費者眼花撩亂。

且雖然國內食品衛生管理法對於健康食品有相當嚴格的規定，其餘「保健食品」是不得宣稱療效的。但是，為了搶得國內一年上看千億元的保健食品大餅，有些不肖廠商根本不在乎罰款的成本。

再加上市場中各項產品的資訊不透明，各種廣告或人身推薦訊息又多得眼花撩亂。在良莠不齊的市場氛圍裡，消費者如何正確選購真正對自己有用處的保健食品，又不至於花了錢又賠上了健康？

雖然對大多數消費者而言，價格是決定購買的最大關鍵。但是，民眾會選擇保健食品，不就是為了「獲得某種功效」？如果吃了沒效，不管價格多低，也都是一種金錢上的浪費。以下，是整理出來的幾個消費者在選購時，應該要注意的重點：

1. 健康食品定義嚴格，要看清楚認證標章

目前，市面上有太多「保健食品」以號稱具有「療效」的「健康食品」在販賣。為了避免買錯健康食品，傷身又傷荷包，首先除

了在購買前，看清楚產品是否具有「健康食品」的合格認證，並需確認標示「衛署健食字第000000號」之外，還必須詳細了解其中的主成分、其他添加物、吸收率、單複方等問題。

消費者通常會被業者用一些含混的話術，搞不清楚自己買的是「保健食品」或「健康食品」，但只要注意健康食品及保健食品區分，詳細觀察健康食品及保健食品標示說明，就可避免花大錢又傷身還得不償失。

2.看清楚原料及成分是天然還是人工合成

不論保健食品如何強調自己是「100%原裝進口」，只要原料來源不精純或非天然，都會影響對人體的功效。就算都是由國外GMP藥廠所生產的，假設選用較差的原料，哪怕製程再嚴謹，產品的吸收率也不會太好。

當然，目前市面上的大多數營養補充品都是化學合成的。這些化學合成的營養素非但與天然的營養素完全不同，任何人類合成技術也永遠都無法與自然界的造物能力相比。

從功效上來看，天然成分的營養補充品，當然要比化學合成的補充品更有效。另外，化學合成的營養補充品與藥物性質一樣，身體在利用的過程中將產生較大的副作用，會增加肝臟、腎臟的負擔。例如，美國2013年的一項統計顯示，和藥物有關的肝臟損害中，高達20%是服用健康食品所致，比近十年前的7%，增加近兩倍。

長期大劑量使用化學合成品，不但將給身體帶來嚴重的損傷，有時，化學合成的營養補充品本身又是一個「反營養劑」。例如有研究證實，人工合成的 β -胡蘿蔔素的使用，會引起體內其他類胡蘿蔔素的缺乏。

事實上，保健食品的原料好壞，也影響其品質。舉例來說，由於膠原蛋白是從動物的皮膚、軟骨、骨骼等萃取出來，這些動物細

打造不生病的健康生活

胞組織會累積重金屬，或有人畜共通的致病源，民眾在選用時，都應該注意原料來源。

　　除了主成分之外，其他添加物也會影響到保健食品的品質。因為保健食品會為了延長產品保存期限、讓消費者好入口，或在視覺上更討喜等原因，額外加入許多人工添加劑（例如：香料、色素、蔗糖以及防腐劑等）。雖然合法的添加物劑量都符合國家標準，但如果主成分太少、添加物太多，消費者等於花大錢買到極低的效果。

⊙圖表8-3：常見保健食品功效及相關成分

保健食品功效	業者列舉相關保健功效成分
減肥（脂）	藤黃HCA、食物纖維、減脂茶、甲殼質、月見草油
改善肝臟機能	牡蠣抽出物、靈芝、冬蟲夏草、大薊
美容	珍珠粉、胎盤萃取物、果酸、維生素C、蜂王漿、薏仁、膠原質
改善性功能	睪丸、人參、刺五加、胎盤萃取物
防癌	含多糖蟲素、姬松茸、蜂膠、靈芝、菇類抽出物、超氧歧化酵素（SOD）、抗氧化劑（維生素C、E、胡蘿蔔素）
預防退化性關節炎	葡萄糖胺、魚油、軟骨素、天然鈣
豐胸	人參、丹參、當歸、山藥
預防骨質疏鬆症	葡萄糖胺、雌激素、天然鈣、軟胃素、鈣＋D3
調節免疫	冬蟲夏草、蜂王漿、免疫球蛋白、維生素C、微量元素、蜂膠、黃酮類

（資料來源：IT IS工業技術研究院）

3. 吸收率也是很重要的選購指標

因為保健食品的主要族群以老人及體質虛弱的人為主，這些族群本身的吸收能力就比較差，假設產品品質不佳、吸收力不好，反而有可能造成食用者的身體負擔。

也就是說，儘管產品標示上成分含量充足，但若吸收率低，就算吃再多也一樣沒有效率。至於吸收率，其實跟保健食品的劑型沒有多大關係，不是說「液態產品」，就一定比「錠劑」來得好吸收，因為「吸收度」是跟產品的「分子大小」，以及「主原料成分」有絕對關係。

4. 注意不同食品及藥物間的「協同作用」的影響

由於各種維生素間具有協同的加成作用，效果是相輔相成的，所以市面上大多數保健食品，都是採取「複方」成分（會同時搭配其他的營養成分）的方式製造。

這是因為營養素不像藥物那樣具有特殊的針對性，在運用營養素對抗疾病的過程中，必須讓各種營養素聯合作用，一些營養素離開了彼此，便將無法發揮作用。例如體內的維生素 B6 只有轉化成為吡哆醛（pyridoxine）－5－磷酸鹽才能發揮生理作用，這個轉化過程需要含鋅的酶的介入才能完成，所以假如體內鋅元素缺乏的話，即使服用再多的維生素 B6 也不會看到預期的效果。

因此，消費者首先會面臨：假設重複攝取，會有「單一營養素過量」的問題；其次，如果要攝取到最佳劑量，可能每天要服用好幾次、好幾顆，甚至某些營養素必須和部分飲食或藥物錯開，其實相當沒有效率，也不夠方便。

一般來說，一顆綜合維生素幾乎含有一天所需營養素的最小劑量，正常成年人一天只要服用一顆就已足夠。所以，最好盡量選擇一種營養成分既完善又均衡複方的產品，只有在個人的健康情況及生活型態（例如短期工作過於勞累，或是壓力太大）改變下，再額

外添加其他個別營養素。而單方營養素的補充，多半是經由醫師開立處方而來，不宜自行購買服用，以免因重複攝取，造成過量的問題。

5.外包裝有廠商詳細基本資料才有保障

當然，市場上所銷售的各種保健食品，不論在品質或價格上，都有滿大的差異。這是因為不同廠家的生產技術流程不同、原材料不同，品質及價格也會出現落差。

所以，消費者如果要選擇「物美價實在」的優質保健食品，除了要注意其成分、吸收率等資料清楚標示外，也要同時查閱製造地、分裝地、瓶身的有效期與製造日期，以及公司完整地址、電話。消費者在購買前，也不妨花點時間了解一下生產或經銷商的公司背景，才能確保製造商不只是遵循了藥品優良製造規範（GMP），而有更高的商品製造水準。

服用保健食品的五大原則

　　雖然由於現代人生活忙碌，造成飲食極度不均衡，且攝取的食物也多半是過度精緻化的加工食品，很容易造成營養素攝取失衡。此時，就需要藉由保健食品來幫助補充不足的部分。但保健食品畢竟不是藥品，因此，民眾在服用時，最好要特別注意以下的攝取重點：

1.天然食物為主，保健食品為輔

　　消費者絕不能因為保健食品取得這麼方便，日常飲食就可以隨便馬虎。因為健康食品只是一種膳食補充品，它的角色應該是在幫助改善營養不均衡的狀況，或補充日常飲食中無法攝取的營養素，並不能完全取代正常的飲食，也不能本末倒置、反客為主，對身體健康造成不可彌補的傷害。最正確的方式應該是：以天然食物為主，然後搭配需要的健康食品。民眾必須先有這種正確觀念，才會得到事半功倍的效果。

　　像是和信治癌中心醫院院長黃達夫便不忘強調，營養最好取自日常飲食，吞食保健食品未必保健。最重要的，還是養成良好的飲食和生活習慣，不吸菸、多元的均衡飲食（多吃水果、蔬菜、堅果，少吃脂肪）、適度運動、充足睡眠、正向積極地生活，才是養生益壽之道。

2.補充健康食品應有優先次序

簡單來說，所謂的「優先次序」是要有「適人」、「適時」與「適物」的三大原則。其中所謂的「適人」是指：不是全家都適用同一瓶健康食品，必須依照年齡、性別分開使用。

其次的「適時」是指：不同時間與年齡，應該搭配不同的健康食品。例如成長中的孩子、懷孕時期、哺乳時期、更年期、開刀前、手術後，適合吃的產品都不會相同。

至於「適物」，則是先以基礎必備的產品為第一首選，接著再依照個人身體狀況，或是工作壓力、負擔等的不同，選擇適合的健康食品，之後再考慮美容、減重、塑身等不同功能的健康食品。

3.切記「保健食品只能輔助調整身體機能」，不能「治病」

民眾千萬不要認為，服用健康食品就能夠治百病，就算有病也不去看醫師。因為健康食品只是輔助調整身體機能，並不是藥物的替代品。且每一種保健食品的效果會因人而異，隨著每個人的新陳代謝或生理週期而有所不同。

民眾如果疾病在身，一定要先去看醫師，並且要向醫師詳細交代，自己正在服用的健康食品及各種藥物。

4.避免與藥物加乘副作用的發生

民眾普遍知道藥物會有交互作用，尤其中藥與西藥，但多數人卻忽略了食物與藥物也有交互作用。因為根據《康健雜誌》曾經做過的調查，知道食品與藥品有交互作用的人，不到一成，例如九成的民眾不知道牛奶與抗生素同時食用，會減少抗生素的藥效。

而根據該份雜誌整理，牛奶目前是國人日常生活中最常見的飲品；而抗生素則廣泛用於喉嚨痛、牙痛、肚子痛、眼藥膏、外用或內服治痘藥、甲溝炎、中耳炎、咽頰發炎、扁桃腺發炎等細菌感染。只不過，當牛奶遇到抗生素（尤其是四環黴素抗生素）時，鈣

離子會與部分藥物結合，形成不溶性的鹽類，會降低其吸收率。至於人參跟阿斯匹靈同時服用，則可能會增加出血的可能，衛生福利部已再三建議民眾要分開吃，且兩者最好間隔1~2小時。此外，魚油、酒精、阿斯匹靈一起服用，會增加人體「出血」的風險；丹參（或銀杏、當歸、甘菊茶）、蜂王乳、維生素E、K、蔓越莓汁、諾麗果汁，如果與抗凝血劑華法林一同服用，會有「增加人體嚴重出血」等風險。因此，一般民眾在服用保健食品時，應該要特別小心，並留意相關攝取指示的內容與禁忌。

從藥學觀點來看，為了安全起見，藥物都不要跟健康食品或保健食品同時服用，尤其保健食品通常沒有明確標示內容物，與藥物併服可能會有不同作用甚至影響藥效。當然，一般基礎必備的保健食品比較不會有上述現象，但如果有此疑問，最好找藥師或營養師問清楚，就不必擔心有這些現象發生。

5. 依保健食品所規定的劑量來服用

除了注意藥物、食物與健康食品混著吃的危險外，健康食品服用的時間與劑量也都有學問。一般來說，只要是合法的保健食品，一定會有劑量及服用標示，服用劑量過少，將無法達到預期的功效，在此同時，民眾也千萬不要貪圖快速效果而多吃。

雖然健康食品是一種快速且便利的營養補充方式，但為求安全，使用前最好先請醫師或營養師綜合評估個人症狀、飲食習慣後，判斷補充的需要性，以及補充的種類及分量。

例如像是脂溶性維生素（A、D、E、K）都不宜過量，維生素C、菸鹼酸、維生素B6、鐵劑、硒元素、魚油也可能因過量影響健康。此外，通常脂溶性維生素、魚油、月見草油等適合飯後服用；至於空腹使用較佳的則有乳酸菌、麥苗粉；而膳食纖維、甲殼素適合飯前使用。

6. 開封及食用期限

　　所有健康食品裡，都會附有乾燥劑或棉花。由於棉花可能吸附濕氣及髒污，乾燥劑則是一接觸空氣後，吸濕功能就降低，民眾最好在開封後，就馬上丟棄；至於瓶罐開封後應多久食用完畢？一般當然是以瓶罐上所標示的保存期限，但為考慮開封後容易變質或潮解，建議開封後三至六個月就不要再食用了。

⊙圖表8-4：前二十大保健食品熱門成分

品名	主要功效	什麼人適合吃	建議攝取量
人參（Gin-seng）	強化人體免疫系統	● 壓力大緊張的人 ● 免疫力弱、經常疲勞、體質虛寒的人 ● 心血管功能不佳的人	500毫克膠囊，成人每日2~3粒，餐後食用。懷孕及哺乳婦女、兒童應先徵詢醫師指示。
酵素（Enzy-me）	人體代謝反應的催化劑	● 體力不佳、容易疲勞的人 ● 免疫力不好的人 ● 腸胃消化功能不好的人 ● 腦力使用多的人	粉末包每天1次，每次1~2包，飯前搭配250c.c.的白開水飲用；錠劑每日3~6粒，餐後服用；膠囊每日1次，每次1~2顆，餐後服用。
靈芝（Gano-derma, Glossy gano-derma）	增強免疫力、抑制腫瘤、抗氧化	● 抵抗力弱或有免疫系統疾病者 ● 癌症、心血管疾病患者 ● 肝功能不佳、失眠患者	500毫克膠囊，每次1~2顆，每天3次、餐前服用。

品名	主要功效	什麼人適合吃	建議攝取量
紅麴 （Mona- scus）	降膽固醇、血壓及三酸甘油酯	• 有高血壓、高膽固醇的人 • 血糖太高的人 • 防止骨質疏鬆症的人 • 想要增強體力的人	每日攝取紅麴菌素4.8~15毫克，餐後或睡前服用。
魚油 （Fish Oil）	預防老年痴呆及心血管疾病	• 心血管疾病患者 • 想增進記憶力、促進腦部發育的人 • 想保健視力的人 • 想保養皮膚的人	市面上魚油膠囊常見的有900毫克和1000毫克，每天1次，每次1~2粒。（不飽和脂肪酸建議攝取量：男性為1.6克，女性為1.1克，一天不可攝取超過2.5克）。 魚油不可與阿斯匹靈及降血脂的藥物併用，或與鈣片一起服用。 吃魚油要多補充維生素E，以保持魚油營養的穩定性。
納豆 （Natto）	納豆激素有效預防血栓	• 膽固醇太高的人 • 有慢性便祕的人 • 多肉少蔬果的人 • 心血管狀況不佳的人	500毫克膠囊每日1顆，350毫克左右每日2~4顆，可睡前服用。
四物	女性調經補血	• 生理期調養的女性 • 臉色蒼白、容易疲勞者 • 想要日常保養的人	市售四物飲，只要避開生理期間，經期結束後連續7天、每天服用1瓶；平日保養每日服用1瓶。

品名	主要功效	什麼人適合吃	建議攝取量
瑪卡 （Maca）	消除疲勞、增加體力，有「祕魯人參」之稱。	● 體能欠佳、精力不足的人 ● 壓力大的人 ● 經痛、經期不順的女性	市售多為500毫克瑪卡粉末的膠囊，每日攝取3~6粒。
綠藻 （Chlo-rellar）	調整體質酸鹼度	● 常吃海鮮、肉類的人 ● 慢性便祕的人 ● 綠色蔬菜攝取不足的人 ● 體力差的人	200毫克錠：每日15錠。 500毫克錠：每日6錠。 可分為3次飯前食用，12歲以下兒童劑量減半。
燕窩 （Collo-caliae Nidus）	補中益氣，營養價值極高	● 孕婦、產婦 ● 精神緊張、工作忙碌者 ● 疾病初癒、補充元氣者 ● 睡眠不足、體質燥熱者	市售燕窩飲品日常保健每日1瓶，空腹食用效果更佳。
葉黃素 （Lu-tein）	保護眼睛	● 長時間用眼、使用電腦的人 ● 老花、白內障的人 ● 有糖尿病、想防癌的人 ● 心血管機能較差者	大約是6毫克左右，相當於1/3碗的菠菜，大約半把，約60~80克。

品名	主要功效	什麼人適合吃	建議攝取量
胺基酸 （Amino Acid）	減重、運動的營養補給	• 想保持良好體能的專業運動員 • 血液循環不佳、容易疲勞者 • 減重愛美人士	運動專用胺基酸膠囊，每天2次，每次2顆，空腹以開水服用。減重專用胺基酸錠，睡前服用2~4顆。
蜂王乳 （Royal Jelly）	天然活性荷爾蒙可美容抗老	• 想要駐顏抗老的人 • 想增強免疫力的人 • 改善新陳代謝的人 • 容易疲勞倦怠的人	每日2次，各約3~5克。
珍珠粉 （Pearl Powder）	美容養顏	• 壓力大的人 • 膚質不好的人 • 情緒緊張、神經衰弱的人 • 預防骨質疏鬆者	日常保健每日1包（1包1克），或早晚各1包。
膠原蛋白 （Colla-gen）	讓肌膚回復水嫩	• 骨質疏鬆症、風濕性關節炎患者 • 想要肌膚更光亮有彈性的人 • 皮膚乾燥或燙傷的人 • 更年期婦女	2~10公克，睡前服用效果更佳。
蜆精／蜆錠 （Clam）	高蛋白有補肝效果	• 長期熬夜、疲倦勞累的人 • 想保健肝臟機能的人 • 長期飲酒或想解宿醉的人	市售蜆精每日1瓶，日常保養一天最多不要超過2瓶；痛風患者宜避免，若必須飲用則一天最多不超過1瓶。

品名	主要功效	什麼人適合吃	建議攝取量
葡萄糖胺（Gluco-samine）	促進關節靈活	● 退化性關節患者 ● 骨質疏鬆症患者 ● 中、老年人 ● 想要存好骨本的初老年輕人	液態葡萄糖胺每日劑量為1500毫克；錠劑每日4錠（早晚各2錠)，飯前30分鐘或飯後1小時服用。 由於葡萄糖胺是由螃蟹或蝦殼為原料，對蟹、蝦過敏的人，宜避免攝取。 為避免食用到受環境污染的甲殼類動物萃取，應選擇有信譽的品牌，並確認是否有重金屬檢驗合格標章。 葡萄糖胺僅對退化性關節炎有作用，如果是由類風濕性關節炎所引起則無效。 懷孕期的婦女不建議服用。
維生素B群（Vitamin B group）	維持人體正常機能與代謝活動	● 頭昏腦脹、心神不寧的人 ● 脾氣暴躁、常感到疲倦 ● 皮膚粗糙、肌肉無力的人	維生素B群含有多個成員，其中最為人熟知的為B1、B2、B3（菸鹼酸）、B5（泛酸）、B6、B12。維生素B群彼此具有協同作用，如果只攝取單一維生素，作用的效果比起群體相對較小，因此市面上多以B群販售，一次攝取效果更佳。

品名	主要功效	什麼人適合吃	建議攝取量
維生素C（Vitamin C）	有助美白、抗老、防癌	• 牙齦出血、傷口不易癒合 • 皮膚有黑斑、乾燥、缺乏彈性 • 經常感冒者 • 貧血、壞血病患者	每日錠劑或膠囊1~2顆即可。
乳酸菌（Lactic Acid Bacteria, LAB）	可抑制害菌及伺機菌，以維護腸道健康	• 常便祕、排便不正常的人 • 想要增強免疫力的人 • 有過敏症狀的人	粉末每日1~3包（每包約1~1.5克），每天3次；錠劑或膠囊每日服用2次，每次1顆。 服用抗生素如胃藥、消炎藥等藥品時，請盡量避免同時食用乳酸菌產品，因抗生素或消炎藥會殺死乳酸菌；若有服用其他藥品，則最好間隔兩小時左右再食用乳酸菌。

（資料來源：彙整自 Mocare 保健室）

打造不生病的健康生活

膠原蛋白於組織工程與再生醫學的應用

膠原蛋白

膠原蛋白（collagen）是源自希臘文的複合字，意指三條能自我聚集纏繞的物質。時至今日，我們了解膠原蛋白是動物體內細胞間隙中最重要，也是含量最多、最豐富的蛋白質，約占體內總蛋白質的25~35%。膠原蛋白屬於結構性的蛋白質，打個比方來說，人體若像是一棟房子，細胞相當於居住在大樓中的人類，而細胞外間質（包含結構性醣類、結構性蛋白質及脂肪等）則像大樓的鋼筋水泥結構體部分，其中結構性蛋白質大都是膠原蛋白。

膠原蛋白之所以常應用於醫療及組織工程上，除了其本身是人體組織間的主要蛋白質外，還具備了生物醫學應用上的多項優點：(1) 免疫反應性低；(2) 與細胞之間有良好的反應性；(3) 可與其他分子進行加工，製造出不同機械強度的產品；(4) 可藉由調控其生物分解速率，來控制膠原蛋白產品在體內的存在時間。

由於研究膠原蛋白的歷史並不長，雖然已發現有多種不同的形式，但目前僅對前五型的研究較多，而用於組織工程上的，則僅止於第一、二型。目前已成熟可商品化的多為第一型膠原蛋白，其產

品主要以皮膚或骨骼修復為目標，如人工真皮層、人工硬骨、人工齒槽骨等。

組織工程與再生醫學中支架的最佳成分

組織工程與再生醫學的概念，乃應用生物與工程的原理，來發展活組織的取代物，以修復、維持或改善人體組織的功能。此取代物將成為病人身體的一部分，對疾病可提供特定的醫療，以期達到修復的目的，例如：角膜、骨組織、軟骨、皮膚、膀胱、輸尿管、腎臟、肝臟及神經之修復與再生。

組織工程有三大要素：「支架、細胞、訊號因子」。必須先建構一個適合細胞生長的立體支架，同時引入細胞進行培養，再加上細胞生長所需的環境及訊號因子，使細胞在此支架內能保持原來之功能性。待進行體外培養長成組織後，即可植入受損之組織或器官進行修復。組織的構成，除了細胞及細胞外液體，還有「細胞外基質」（extracellular matrix），其中最重要的當屬膠原蛋白（collagen）纖維，細胞外基質及纖維基本上就是支架，用以支撐組織的形狀，而組織工程的做法是先架好支架，再讓細胞依附、生長在支架上，最後逐漸形成組織。支架可視為細胞攀附、生長所必要的一個載體，此載體必需具備無毒、高生物相容性，使細胞容易且喜歡依附其生長並進行分化，最好在修復的過程中能被漸漸分解，而由身體該處組織的基質來取代，且材料本身或分解後的產物不會對身體造成毒性傷害，同時不會引起身體的免疫或發炎反應，並能夠與接著部分的原本組織有密切而正常的融合。

膠原蛋白具有優良的組織及細胞親合性，例如在細胞培養液中會添加一定比例的膠原蛋白來提高細胞的存活率；並可以物理或化學的方法塑造出具有多孔狀的基質，同時可調控植入體內的降解速度，已成為21世紀最具潛力的生物高分子之首。

醫療級高純度膠原蛋白

　　全球知名醫療級膠原蛋白製造商双美生物科技，萃取自無特定病源豬皮之膠原蛋白，經高度純化後，純度可達99%以上，經多項檢測結果證明與美國膠原蛋白之黃金標準品——PureCol（前為Vitrogen）無異，自行研發製造的多項醫材產品，包含皮下填補劑、牙科/骨科填料、膠原蛋白膜與膠原蛋白基質，獲台灣TFDA、中國CFDA及歐盟CE的品質認可，在安全性及有效性多獲肯定。同時持續朝著更優良的產品品質邁進，在最具效用及安全性的前提下，不斷提高膠原蛋白的應用層面，供全人類在膠原蛋白醫材的需求上，有更好、更優質的選擇。

打造不生病的健康生活

Part 9

非傳統治療為
現代人健康加把勁
——各種新興輔助
醫學與另類療法

一般人生病時第一時間想到的，應該都是到有健保給付的醫院或診所裡「吃藥、打針」。然而，如果身體沒有明顯不適，或是還未達到「疾病」的狀態，許多新型態的輔助醫學或另類療法，也可同時提供給「亞健康」民眾做為參考、選擇。

根據臺灣大百科全書的定義，所謂的「另類療法（Alternative Therapies）」是指：在一個特定的社會中，被排除在主流健康照護體系之外，但被民眾認為具有維護與增進健康或治療疾病功能之各類方法的統稱。

學術界現在已經將「另類療法」修正為「補充與另類療法」（Complementary and Alternative Medicine, CAM）或「整合醫療（Integrative Medicine）」。但是，CAM是目前國際間具共識的一種簡稱。

另類療法是自1980年代以後開始興起並盛行的療法，其原因除了生物醫學對某些疾病的治療功效上出現瓶頸、提供服務的過程失去人性化之外，主要的推力是：民眾對全人與身心靈合一、追求自然、發揮自我潛能之療癒形式的嚮往與追尋。

世界衛生組織曾經在2002年時，提出傳統與另類醫學的全球策略，其目的是在確立傳統醫學，以及另類醫學發展應有的地位。當時該組織對輔助及另類醫學的定義是：泛指治療方法

（approach）、操作應用（practice）、知識及信念，包括植物、動物、礦物為主的醫療、心靈療法、操作技術及運動。

　　但延用至今最廣泛被使用的定義，則是來自於1998年成立的美國國家輔助及另類醫學中心（National Center for Complementary and Alternative Medicine, NCCAM）。其定義是指：一群不屬西方正統醫學的醫療，其中包含了各式各樣的醫療及健康照顧體系、執業方式與產品。由於世界各地的輔助及另類醫學的種類琳瑯滿目，所以，NCCAM又將其劃分成五大範疇：

1. 另類醫學（Alternative Medicine Systems）：另類療法體系是建立在一整套的理論及實踐上的醫學，泛指有完整理論基礎和臨床實務的醫學體系。這些體系的發展演進比現代的西醫體系還早。在東方有中醫及印度醫學；在西方有所謂的順勢療法和自然療法，以及阿優斐達（Ayurveda，印地安的傳統藥草）等。

2. 身心療法（Mind-body Intervention）：身心療法是利用一些技巧來增強個人意志，進而影響身體的功能及症狀。它是泛指可促進心靈能力的療法。事實上，有些過去被認為屬於另類療法，如今都已經變成主流而正規療法，例如病友支持團體（心理療法）。另外，屬於身心療法的還包括冥想、禱告，或利用藝術、音樂、舞蹈等。

3. 生物療法（Biologically-based Therapies）：生物療法是使用存在於自然界的物質，像是藥草、食物、維生素（營養補充劑），或是健康食品等治療方法。另外，以鯊魚軟骨治療癌症，則是一種未經科學驗證的「自然療法」。

4. 操作及身體療法（Manipulative and Body-based Methods）：泛指用手或移動身體的操作治療，如脊骨神經醫學、整骨療法及按摩等。

5. 能量療法（Energy Therapies）：有兩種類型，一是生物場療

法（Biofield）利用能量來治療。此一療法的說法認為，有能量磁場圍繞穿人體，而這個能量磁場是可以被操作影響的。但截至目前為止，這個能量磁場並沒有被用科學的方法正式證實過，例如氣功和靈氣（Reiki）；另一為生物電磁場療法，它是使用電磁的能量來治療（Bioelectromagnetic-based Therapy），例如脈衝磁場、磁性磁場、電流磁場等。

　　簡單來說，所謂另類療法的定義就是指「西醫（Allopathy）以外的所有醫療方法」。因此，凡是一般人聽過或使用過的物理治療、食療、西草藥、心理治療、香薰療法、氣功、水療、運動療法、維生素或礦物質、尿療法、生食療法、斷食療法、按摩、營養療法、中醫、針灸、推拿、瑜珈、音樂療法、拔罐、脊骨神經科、自然療法、順勢療法等，都包括在內。

打造不生病的健康生活

輔助與另類醫療越來越盛行

　　近年有越來越多的統計資料證實，非主流的輔助及另類醫學正逐漸被西方社會所接受及使用。在美國及澳洲的長期研究中發現，在過去十年內，輔助及另類醫學之使用率有持續上升的趨勢。

　　首先以美國哈佛大學Eisenberg教授，以及其同事在1990~1997年的全國電話調查研究顯示，美國成年人使用率由33.8%，穩定成長至42.1%。人們除了接受此療法之外，也自行掏腰包支付其治療費用。而且，大眾花費在另類療法的費用，在七年中增加了45.2%。美國也在1992年成立輔助及另類醫學之辦公室，1998年時更擴充為國家中心，並增加經費來負責相關研究。

　　至於在澳洲，阿德雷得大學（Adelaide University）的McLennan醫師，曾經分別在1993年及2000年，針對州內進行隨機的家庭訪查。該研究顯示：輔助與另類療法的使用率，已經從48.5%增加到52.1%，整體花費超過兩倍的成長，也就是在七年內，由原本的9億8千萬澳幣，大幅成長至23億澳幣。以上這些研究證明了一個趨勢：輔助與另類醫療之流行性及普遍性。

　　綜合整理近年來各國針對一般成年人，使用輔助與另類醫療頻率後發現：使用率較高的國家，大多分布在亞洲地區，像是新加波、日本及臺灣；至於使用率較低的國家，則是位於歐洲的英國及瑞典。

美國一份2002年國內健康訪查的資料顯示，有62.1%的成年人在過去一年內，曾經使用過輔助及另類醫學，換算成人口比率顯示：約有1億8千萬的美國人使用這些療法。

而隨著時間的不斷演變，全球使用各種輔助與另類療法的人口也越來越多。根據BBC的報導，由於西醫對不少疾病沒有顯著功效，越來越多的英國人已傾向於嘗試有別於西方醫療的另類療法；至於另一項美國的調查發現，每年有過半數的人，都曾經尋求另類醫療，比率之大令人驚訝。而且，已有不少保險公司將針灸列入健康保險的給付項目。

至於在臺灣，無論是單獨使用，或者是採用多種療法進行整合式的治療都非常普遍。從早年國術館的推拿，到大街小巷都看得到的腳底按摩，或是由西方所引進的芳療、花草茶等另類療法，幾乎已經深入臺灣民間各個角落。

臺灣大學公共衛生學系丁志音教授，在2002年間所進行的一項調查發現，單單是在調查進行前的一年內，為了達到「治病」的目的，就有75%的臺灣民眾曾經使用並接觸過另類療法。假設把想要以另類療法來「增強健康、體能、免疫力」的民眾計算進去，比例恐怕會更高，更不用說這輩子曾經使用過輔助與另類療法的比例了。

不管國內或國外，輔助與另類療法之所以日漸普及，除了因為另類療法更強調求取人體「身、心、靈」的平衡外，也受到西醫對許多疾病「心有餘而力不足」的影響。

當然更重要的是，受到世界衛生組織對另類療法表示肯定之助。世界衛生組織曾在2005年，公布了另類醫藥使用指導，同時肯定另類療法為健康帶來的好處。

由於輔助與另類療法產生的歷史久遠，而且深植於各國的文化傳統之中，所以，每一個國家或民族所使用的療法就有很大的差異。然而，近年來隨著科技資訊的傳播及新移民的遷居，各國陸續

打造不生病的健康生活

引進不同於傳統的新興療法。以國內為例，來自國外的另類療法像是生機飲食、芳香療法以及健康食品，都變得非常常見。

但大致來說，在第一類的另類醫學中，歐美以自然醫學、順勢醫學及針灸較為流行；亞洲則以傳統中醫或相關傳統醫學較常見；至於第二類的生物療法，則以健康食品及維生素在世界各國普遍流行。

再以自然產品為例，西方流行草藥與礦物質，而亞洲則以中藥為主流；第三類身心療法中，美國最多人用「自行禱告」來達到身心平衡，但在英國及澳洲，較為流行芳香療法，臺灣則是以「收驚」最常見。

第四類「操作及身體療法」中，不論是整脊、整骨或按摩，都屬各國最常見的療法，臺灣則以推拿及刮痧最常見。至於最後第五類的能量療法，由於各國研究的差異性非常大，很難加以比較，但總的來說，太極及氣功在此一療法比較常見。

整體來說，全球最流行的五大輔助與另類療法，首先是以第三類生物療法中的「健康食物」及「草藥」，接著是第四類操作及身體療法中的「整脊」，最後是第一類另類醫學中的「順勢醫學」和「中醫及針灸」。

接受輔助與另類療法的
正確態度

　　儘管願意相信並採用輔助與另類療法的民眾日漸增多，但是，民眾在親自嘗試之前，也許應該先了解醫界對另類療法的疑問、不信任與爭議。這其中包括了「施作人員不具醫療專業」、「藥物與食物、健康食品交互服用下的抗詰作用」等。

　　假設民眾真想嘗試輔助與另類醫學，建議首先要找具臺灣醫師執照的醫師。選擇有臺灣執照的醫師看病，若發生了醫療糾紛，民眾還能提出過失傷害的刑事訴訟。但如果給沒有臺灣執照的醫師看病，當醫療糾紛產生時，民眾會投訴無門。特別是坊間提供所謂另類醫療或自然醫學的醫師，有些是以國外執照或文憑證書進行諮詢或醫療行為，但目前衛生署並不承認國外的醫師執照或證書。

　　其次，同時尋求兩種以上的療法時，最好明確告知醫師用藥情形，並與醫師討論最佳的整合治療與輔助用藥方式。雖然民眾都明白「將就醫資訊充分告知醫師」的重要性，但在實務經驗上，不同體系的醫師非常可能批評他方的做法，教人「說或不說都不對」感到進退兩難。

　　此時，可以求助於同時擁有中、西醫背景的醫師，諮詢家醫科，或找較具規模、設有中醫和西醫部門「整合醫療中心」的大醫

院，透過醫院本身的合作機制來詢問。一般來說，年輕一代的醫師越來越能接受所謂的另類療法，理論上也比較有與民眾討論是否採用輔助與另類療法的空間。

再者，要尋求受過專業訓練的另類療法師。使用另類療法，應慎選有專業背景的執行者，同時不要隨便放棄正規的治療。簡單來說，只要沒有掛醫療相關執照的就不要去。

第四，醫療資訊不夠透明化時不要貿然嘗試。在實行另類療法前，應多方收集相關資料，若對療效、安全性、價格等任何一項出現疑問，最好不要貿然進行嘗試。

最後，拒絕「過度高價」和「包醫」的療法。民眾應謹慎判斷療法宣稱的療效，若誇大療效、強調「必定醫好」，或收費過於高昂，就務必仔細了解以免受騙。

Point

如何正確選擇最適合的輔助與另類療法提供者？

當民眾想要選擇某一位另類療法提供者時，可先自問自答以下問題進行評估：

(1) 提供者是否容易溝通且容易相處？

(2) 提供者是否願意回答任何問題？自己是否滿意對方的回答？

(3) 提供者是否能說出另類療法及正規療法對我個人有何益處？

(4) 提供者是否徹底瞭解我個人的狀況？並且對我的特殊病況，有非常豐富的知識與資訊？

(5) 是否能充分說明這種療法的合理性？

(6) 提供者是否能夠說清楚治療所須時間及費用？

Point

接受輔助與另類療法前，應該詢問的10個重要問題

(1) 我從您提供的治療，可以得到什麼益處？

(2) 這種治療有什麼危險性？

(3) 這種治療帶來的益處是否大於它的害處？

(4) 這個治療可能產生的副作用？

(5) 這個治療是否會干擾到我的日常生活？

(6) 我必須接受多久的治療，而每隔多久要評估治療效果或疼痛改善情況？

(7) 接受這種治療，我是否必須購買任何器材或耗材？

(8) 有沒有目前治療法的相關科學報導或文獻？

(9) 這種治療法會不會與我目前的正規治療互相作用？

(10) 在哪些情況下，不應該繼續施行這種治療？

打造不生病的健康生活

現正熱門的輔助與另類醫療項目

1.盛行於西方世界的「順勢療法」

　　由於化學合成藥物的生化技術越來越進步，人們相對承受了更多藥物帶來的副作用及抗藥性，再加上生物製劑及疫苗的發展，也在無形中破壞了自然界的平衡，造成更多新的疾病與病毒不斷出現，讓人們開始有了「回歸自然」的醒思與反省。

　　近年來，包括中醫在內的各種輔助與另類療法，逐漸被全世界所重視。對許多華人來說，順勢療法應該是一個滿新且陌生的醫療名詞，但它卻是西方自然療法中很重要的一環。

　　這種在治病的同時，盡量減少對人體傷害，且具系統性及以治療改善病痛為主的順勢療法，不但讓歐美傳統主流醫師慢慢開始接受並研究，更是傳統主流醫學最能接受的自然療法理論之一。

　　現代的「順勢療法」，起源自18世紀的一位德國醫師山姆・漢尼曼（Samuel Hahnemann）。他雖然是出身正統醫學專業領域的醫師，卻強烈感受到：傳統醫療藥物對人體的影響是一體兩面的。病患在治療後，難以避免具傷害性的副作用。他堅信，人體在面對各種疾病時，都應該透過身體的「自癒能力」才行。

因此，如何以天然的物質引導人體產生自癒能力並恢復健康，就是他提出順勢療法的動機。他中斷了十二年的執醫師涯，努力專研所堅信的順勢療法醫藥領域之後，在1796年正式以順勢療法做為行醫的主要準則。

　　然而，順勢療法最原始的理論根源，可以回溯至西元前五世紀的古希臘醫學之父——希波格拉底（Hippocrates）。他是第一位發現很多天然有毒本草會在人體引發中毒現象，如嚴重腹瀉、發燒、忽冷忽熱等症狀。但是，當人體因其他因素，如因微生物傳染病而引發類似症狀時，這些有毒的本草反倒可能是這些疾病的解藥。

　　由於順勢療法的英文字首「Home-」在字意上，有著「雷同、相似、順著趨勢」的意義，因此也被人稱為「同類療法」。這是因為在瘧疾肆虐全球並奪走多少寶貴生命的同時，漢尼曼醫師親自嘗試了運用在瘧疾治療的金雞納樹皮（主要活性成分為奎寧）時，會出現與瘧疾一模一樣忽冷忽熱、發燒嘔吐等的中毒現象。但他發現，將奎寧使用在瘧疾患者身上時，卻能解除如金雞納樹皮引起中毒一樣的瘧疾症狀。

　　因此漢尼曼醫師相信，當某種天然物質會使人產生和某種特定疾病類似的症狀時，一旦將這種物質高倍稀釋後，就可用來做為解除此疾病的藥物。例如，健康人吃了吐根，一定會有嘔吐的症狀，所以在順勢療法中，將吐根浸液經過高倍稀釋後，就被運用做為止吐劑；另外，一般人喝咖啡會提神、興奮、振顫、緊張，當咖啡被以高倍稀釋後，運用在順勢療法中，竟然是可以治療失眠的藥物。

　　這種理論似乎和古代中醫裡提到的「以毒攻毒」說法類似。只不過，中醫裡的以毒攻毒，少了「類似」症狀的源則，毒藥與解藥之間必須存在著會在人體上產生類似症狀的特性，這也是順勢療法中「順勢」兩個字的精髓。

　　簡單來說，順勢療法只是一種醫學哲理而已。它只是與傳統醫學上運用最多「反勢療法」相反。甚至可以說，順勢療法並不是被

「發明」的，而是被發現的，因為它是本來就存在的醫療法則。

順勢療法就是綜合以下四個基本原則，為病患開立合適的順勢藥方：

(1) 相似法則：順勢療法是使用順勢藥物來進行治療的一種醫療系統，並依據相似法則來開立處方籤。所謂的相似法則是：根據病患本身的症狀而非病名，來選擇適合的順勢藥物。也就是說，如果將這個順勢藥物使用在健康的人體上，會讓其產生和病患相似的症狀，這就是所謂的「相似法則」。

(2) 以健康人體來進行順勢藥物的試驗：使用順勢藥物的優勢是，所有的順勢藥物都是以健康人體，來測試各種順勢藥物對人體所產生的不同症狀。就如同漢尼曼醫師，是觀察自己健康身體在服用金雞納樹皮後，產生了類似瘧疾的症狀，才知道可以用金雞納樹皮來治療瘧疾。

(3) 單一藥方順勢藥物：傳統的順勢療法認為，最適合病患的順勢藥物是單一（藥方），且可以涵蓋病人所有症狀的順勢藥物，而不是選用兩種或兩種以上的（複方）順勢藥物，同時運用在病人身上。

(4) 最小劑量：漢尼曼醫師所發明的稀釋物質劑量的方法，就是為了避免病患服用順勢藥物後，產生症狀加劇或惡化的現象。之後，他將稀釋物質劑量的流程標準化，並將其命名為Potency（藥力強度）。

運用在順勢療法治療上的藥物來源，包括本草、動物、礦物等，幾乎自然界的任何物質都可能被運用於順勢療法的製藥用途上，當然這也包括有毒、無毒，可以吃或我們認為不能吃的成分，因此在不瞭解順勢療法精神及原理的情況下，當你看著順勢療法醫師或治療師所開出的處方籤，或者是已調配好的順勢療法成藥內的成分，連可怕的劇毒砒霜（三氧化二砷），還有一些傳統的毒草、

礦物等都可能出現。

　　不過,藥物來源百分之百來自天然成分,是所有順勢療法治療藥物的原則,且高倍稀釋是順勢療法在製藥上非常重要的一道手續。正由於兩大原則,使得這些天然物質的毒性不復存在。而所殘留的極微量成分,只是剛剛好具有刺激人體產生自癒能力的效果。至於順勢療法成分中的3X、6X、9C、30C等劑量標示方式,代表的只是稀釋倍數訊息,與一般傳統標示毫克(mg)、微毫克(mcg)的重量劑量標示方式不相同。

　　事實上,順勢療法藥物的製程是極為嚴謹的。由於有效成分通常是在極微量的情況下發揮作用的,所以些微的污染或操作錯誤,都有可能影響其藥效;另外,製程的正確度也是確保藥物安全的重要關鍵。因此,歐美各國對於順勢療法藥物的製造廠都有嚴格的規範,每一種順勢療法的用藥都會納入各國衛生部門的管理系統,就連對健康食品管理鬆散的美國,也有一套針對順勢療法藥物的嚴格管理規範。

　　再者,由於最常運用在順勢療法的單方藥物多達兩、三千種,如何合併使用及劑量比例的調配原理,都需要在專業的順勢療法醫師或治療師,根據個人的體質、症狀,經由詳細的問診及處方下,才能安全有效的達到預期的治療效果。

　　儘管幾乎所有正統醫學、科學界,都認為順勢療法的作用只是「做為一種安慰劑所產生的心理暗示」,只有極少數正統醫學及科學界人士認為,順勢療法有其作用,是現有醫療體系的補充,但世界衛生組織在2010年所出版的一本名為 *Safety Issues in Preparing Homeopathic Medicine* 的書,是以「醫學(Medicine)」來稱呼,顯示順勢醫學仍然具一定的醫療地位。

　　截至目前為止的統計資料顯示,全球已有遍及70個以上的國家使用順勢療法,超過4億位病人經常使用,且有超過10萬名醫師會在處方中使用順勢療法。而法國、英國、瑞士、德國、澳洲等

國，也將順勢療法納入國家健保之中。

2.透過呼吸、皮膚及口服而吸收的「芳香療法」

芳香療法（Aromatherapy），又稱「香薰療法」，在歐洲歷史悠久，而近幾年，臺灣人為擁有更健康、更美好的生活品質，以及回歸自然風的養生觀念下，對於「芳香療法 ——植物所提供的自然能量」，逐漸重視與喜愛，並實際應用在日常生活中。

如果把 Aromatherapy 這個字拆開來看，「Aroma」代表「芳香」，表示嗅覺芳香氣味；「Therapy」代表「治療」，是指設計一種治療方式來治癒個體，而整個字合起來就是指：藉由芳香植物所萃取出的精油做為媒介，並以按摩、泡澡、薰香等方式，經由呼吸道或皮膚吸收進入體內，來達到舒緩精神壓力與增進身體健康的一種「自然療法」。因此，「芳香療法」也可以說是預防醫學的一種。

芳香療法的起源，最早可追溯至埃及、印度、中國、希臘及羅馬等古文明，近代則盛行在歐洲地區。最早的運用，多半是提神或宗教、冥想等方面。因為自古以來，人類便發現某些芳香植物，可以幫助減輕生病時的疼痛與不適。

其實，早在幾千年前的古文明大國藥典書籍中，就有詳細記載藥草治病的紀錄，甚至科學家在觀察動物生病時，也會本能地尋找天然藥草來治病。於是，芳香植物可以治病的經驗，就這樣長久傳承下來至今。

事實上，Aromatherapy 這個名詞，是 1928 年一位法國化學家 René-Maurice Gattefossé，首先發表在科學刊物上的名稱，他也證實了「植物精油因其極佳的滲透性，而能達到肌膚的深層組織，進而被細小的脈管所吸收，最後經由血液循環，到達被治療的器官」。

目前，芳香療法依照其應用範圍，大致可以分成家居芳香療法（有關如何在家居透過芳香療法做日常保健用途）、臨床芳香療法（透過臨床實證及藥理分析，把芳香療法用於協助病患者復元），以

及心理芳香療法（研究芳香療法對使用者的心理影響）等三種方式。至於在使用上，一般是經由呼吸道（直接吸嗅、蒸臉等）、皮膚（按摩、沐浴、泡澡等），以及「口服」三種吸收方式。

(1) 嗅覺呼吸法

經由呼吸道吸收，是人體吸收最常見，也最容易的方式。其中，又可分為薰香式、熱水蒸氣式、手帕（衛生紙）式、手掌摩擦式、噴霧式等。

人們透過呼吸，讓精油的氣味分子可經由「分子→黏膜→感受器→嗅球→嗅束→邊緣系統→下視丘」，以及「鼻子→氣管→肺→微血管→肺靜脈→心臟→動脈→微血管→細胞→微血管→靜脈→心臟→肺動脈→肺泡→微血管→循環全身」的方式，傳遞到全身的各個器官和邊緣系統，並進一步發揮作用。

邊緣系統又被稱作「內臟腦」（Visceral brain）、「情緒腦」（Emotional brain）或嗅腦（Olfactory brain），而邊緣系統的功能又是掌管嗅覺、記憶、情緒、自主神經反應等。這也是為什麼芳香療法可以達到舒緩精神壓力與增進身體健康的原因。

(2) 經皮膚吸收

精油分子因為分子極小，有很強的滲透力，所以，也可藉由皮膚能迅速吸收的特性，進一步深入皮膚組織而到達血液、淋巴等循環系統。而且，由於精油是自然物質，所以當它在體內作用之後，也能被身體完全排出。

(3) 口服吸收

通常，未經稀釋的純精油不可以口服，但是，經由植物油、牛奶、蜂蜜等媒介稀釋後的精油，則是可以口服的。只不過，口服精油品種和劑量，都必須事先諮詢專業芳香療法治療師，一般民眾不

可隨意服用，以免使用不當而造成不良後果。

一般來說，英系芳香療法比較著重在「保健保養」，多半不贊成透過口服來吸收；但德法系芳香療法因為與醫療體系緊密相連，所以有許多口服精油的臨床案例可參考。

此外，過去由於科技所限，芳香療法一向都只能採用「由天然芳香植物所萃取出的媒介」。但是，隨著有機化學的技術發展，雖然目前許多香味都可以透過化學方法而「人工合成」。只不過，這些化學製成的人工香精功效，仍然不及天然的純質精油。

3.比擦與吃快速且有效的「螯合療法」與「營養點滴療程」

「營養點滴療成」是透過「點滴注射」的方式，將各種身體所需要的必要營養素，傳達到全身。其最大的好處是，它比吃或擦保養品更具有效率，而且還可以迅速、均勻地補充人體所需的營養成分，提供對抗自由基的保護力，促進血液的含氧量，增加肝臟代謝及解毒能力，解決肌膚的黑色素暗沉、供給全身營養素補給，具有「由內而外做體內環保」的效果。

至於針劑內的營養成分，會視個人的體質與需求而有不同，可以進行客製化的量身訂做。目前最常見的有以下幾種營養針劑：

(1) 美白點滴：加入維生素、抗氧化劑及含美白效能之有效成分，補充調整因飲食異常、生活壓力、紫外線和環境污染下所造成的身體失衡現象，排除體內有害毒素，補充細胞營養，幫助能量有效運作，增加抵抗力，維持身體機能。

(2) 排毒美白點滴：結合高單位活性成分，具抗氧化之效果，亦可活化細胞、代謝毒素，達到全身美白的效果，增強肝臟解毒功能，促進全身新陳代謝，維護膠原蛋白生成，滋養皮膚，防止貧血，讓人感到神清氣爽。

(3) 排毒點滴：添加保肝排毒的肝精，可以加速肝細細胞

TCA cycle 及 UREA cycle的代謝，強化肝臟的解毒及排毒功能，幫助入眠、舒緩焦慮、提振精神，強化修護肝臟功能，且可促進細胞膠原蛋成。

(4) 進階型點滴：前述的營養點滴療程可以客製化調配，主打不同的功能與效果。例如喚醒身體循環和代謝機能，讓抗自由基、抗氧化、放鬆神經肌肉以及促進肝細胞新陳代謝的效果更明顯，使平常工作、有吸菸喝酒、生活型態繁亂繁忙壓力大、睡眠品質差的都會人，維持好氣色及好精神。

又如專為上班族設計的回春抗老點滴，號稱添加了複合性配方，可促進血液循環、排除體內毒素、提升抵抗力與免疫力，使肌膚緊實有彈性、改善肌膚暗沉，強化細胞增生與加速新陳代謝。

又或是專為上班壓力族設計的免疫活化保肝排毒，透過將高品質與高濃度的配方注入體內，幫助排除血液中的毒素，活化肝臟機能，同時消除自由基、提升免疫力，達到滋養肌膚、促進血液循環、抗老增加記憶力等效能。

打造不生病的健康生活

⊙圖表9-1：各種常見營養點滴品項及其功能

品項	藥理	健康效果	美麗效果
胺基酸（Amino-K）	胺基酸中的甘胺酸與脯胺酸，可促進膠原蛋白的生成與結構。	完整補充身體所需的胺基酸	1.胺基酸減肥法 2.生長激素分泌 3.皮膚保濕 4.膠原蛋白增生
高單位維生素C	維生素C是強效抗氧化劑，可促進膠原蛋白增生，保護皮膚不受紫外線傷害。	1.提升免疫力 2.整合體內毒素 3.抗氧化	1.美白 2.卡尼丁生成 3.膠原蛋白增生
傳明酸（Tranexamic acid）	止血、抗炎、可抑制酪胺酸及黑色素的活性（抑制黑色素）。	改善出血性疾病	美白
銀杏（Ginkgo biloba）	有大量黃酮醇，具高效抗氧化作用；銀杏內酯能改善血液循環，同時具有保護神經的功能，可增強記憶力。	1.幫助末稍循環 2.加速新陳代謝	1.美白 2.潤色 3.男性功能 4.健髮
硫酸鋅（ZnSO4）	鋅是體內八十多種酵素的協同因子，可維持免疫系統的完整性，且可加速細胞的新生與傷口癒合。	維持免疫系統的完整性	換膚術後的皮膚修復與新生
硫辛酸（Alpha Lipoic Acid）	類似維生素的物質，可協助體內其他維生素發揮功能，並在缺乏維生素的情形下，具有做為護肝營養素、平衡血糖濃度、清除自由基等功能。	1.唯一水脂雙溶抗氧化劑 2.提升並代替其他抗氧化劑功效 3.強化肝臟機能 4.促進粒線體能量	1.曲線維持 2.美膚 3.新陳代謝維持年輕

品項	藥理	健康效果	美麗效果
維生素B12	可穩定情緒、改善貧血、預防神經炎。	1.補血 2.神經炎，幫助大腦健康	1.抑制黑色素 2.改善皮膚血液循環
維生素B群	維生素B群包括了葉酸、菸鹼酸、維生素B6及B12等生物素，可促進新陳代謝，並提供體內能量、保護神經細胞。	1.幫助記憶 2.幫助醣類運用 3.幫助脂肪運用：維持穀胱甘肽（Gluta-thione）的濃度 4.抗炎 5.抗憂鬱	1.抑制黑色素聚集 2.改善青春痘 3.超強保濕 4.鎖定肌膚抗敏
甘草酸（Glycyrr-hizic acid）	其藥理功能是抗過敏、抗發炎、抗病毒。	1.抗敏、抗炎 2.幫助免疫力 3.保護肝臟、解毒素 4.幫助「三高」控制	1.鎮定安撫、驅黑淨白（抑制紅、腫、黑三階段） 2.平衡女性賀爾蒙 3.舒緩經前及停經不適症 4.減肥
麩醯胺酸（Gluta-mine）	促進組織修復以及維持生命極為重要的胺基酸。	1.促進體內蛋白質合成，增進傷口修復 2.促進肝臟抗氧化解毒物質的合成 3.增強免疫力	1.清除自由基、減少細胞的氧化壓力 2.提供皮膚保護作用、提升穀胱甘肽（Gluta-thione）的產生及組織濃度。

（說明：穀胱甘肽（Glutathione）存在於人體身體細胞之內，具有超強的「抗氧化」、「解毒」及「免疫調節」的功能。）

打造不生病的健康生活

只不過在補充各種營養針劑之前，會先經過一種所謂的「螯合療法」，將體內有害的重金屬「螯合」住，將其排出體外。接著，再運用營養療法補充各種營養素，才能夠讓身體徹底的吸收。

近幾十年來，螯合療法（Chelation）是一種逐漸受到醫界矚目的排毒計畫。它是透過「螯合針劑」，將含有EDTA這種胺基酸的成分注入人體，並螯合住體內有害的重金屬，如鉛、鋁、鎘、汞、砷等，先讓它們成為安全的螯合物，再經由腎臟變成無害的尿液，將其排出體外。

這種治療方法號稱可以將有害毒素、物質排出體外，藉此減緩生物老化過程，增加健康老化的機會。之後，再運用不同的營養療法，補充各種營養素，使體內原有的幹細胞在補充充足的營養素之後，逐漸回復再生能力，讓組織、器官恢復正常，甚至也能夠維持皮膚自然彈性與光澤，讓人由內而外的遠離疾病問題。

Point

注意事項

(1) 免疫、腎臟功能異常者應事先告知醫師。
(2) 對維生素會過敏的特殊體質，不建議進行此療程。
(3) 長期服用特殊藥物者，須事前告知醫師。
(4) 懷孕、生理期及心血管疾病患者不建議使用。

Point

健康生活守則

台北醫學大學附設醫院神經外科林恩源醫師的小叮嚀：

(1) 少數人在第一次施打營養點滴時，會產生頭暈症狀，
　　這是因為高濃度營養成分，瞬間進到體內的關係，所
　　以，只要放慢注射速度就會改善。

(2) 治療時間約為30~50分鐘不等（視個人施打狀況）。

(3) 施打前避免空腹造成暈針狀況。

(4) 患有心血管疾病、腎臟病、糖尿病、免疫功能異常者
　　應事先告知醫師。

4. 透過「血液淨化」，啓動修復健康的第一步

由於人類生活在地球上，不可避免地會接觸到各式各樣的環境
毒素與重金屬等污染。而除了外在的有害物質之外，人體血管內也
因為空氣、飲水、食物的攝取，而充斥著膽固醇、三酸甘油脂、自
由基、重金屬、環境毒素等物質。以上這些有毒、有害物質在身體
裡儲存久了，濃稠度大增，就會造成許多慢性病纏身、產生三高
（高血壓、高血脂、高血糖），並且可能引發許多嚴重的後遺症與併
發症，例如心血管疾病、中風，甚至是罹患致命的癌症。

一般人都知道，身體內外堆積了不好的物質，可藉由洗澡或排
泄（排汗、大、小便）來清除。但若是血管內的有害物質，以上幾
種方法都無法徹底排除乾淨。因此，一種被稱作「血液（排毒）淨
化」的方法及療程，逐漸受到醫界及想要回復青春及健康者的青
睞。

全世界最早的「血液淨化」鼻祖，首推1943年，由威廉J.考
爾夫博士所發明的「血液透析」方法開始。之後的數十年間，關
於「如何清除血中有害物質」的方法，也紛紛被延伸發明出來，

232 打造不生病的健康生活

像是：血液透析（Hemodialysis，也是俗稱的「洗腎」）、血漿交換（Plasma Exchange，通常為風濕免疫科病患所使用）、血液灌注（Hemoperfusion，包含了活性炭吸附法，常為毒、藥物中毒者使用）、雙重血漿過濾離析術（Double Filtration Plasmapheresis，一般又俗稱為「洗血」）、連續式靜脈對靜脈血液透析（CVVHD）等。

除了血液透析、血漿交換、血液灌注等用在急慢性病患身上之外，目前坊間已經有不少診所，是透過「血漿過濾離析術」的療程，以便達到抗衰老、清除自由基、增加免疫能力等功效。

這是因為現代人生活作息不定、工作壓力大，以及缺乏運動等因素，無形中讓血液中的致病因子及濃稠度大幅增加，使得罹患心血管疾病的機率越來越高。

一般人體的血液分為血漿（Plasma，約占55%）及血球（Blood Cell，約占45%）兩大部分。其中，血球裡有紅血球、白血球、血小板與周邊血幹細胞（PBSC）等；血漿的組成則有正常的水、脂肪、蛋白質、醣類、凝集因子之外，還有人體代謝出來的各種廢物，像是發炎因子、自由基與致癌物質等。

而所謂的「血液淨化」是透過多重血漿分離過濾機，利用機器內的血漿分離濾心，將血液中過多血脂及廢物濾除，可有效降低血液濃稠度及血脂、改善血液循環。在此同時，又可補充人體相關營養成分，增加紅血球的含氧量，使細胞活化再生及增加人體的免疫力。

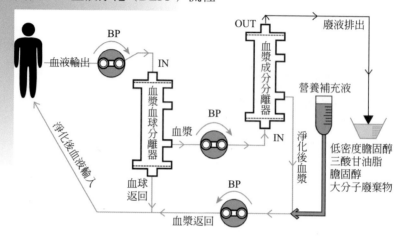

Point

圖表9-1：血液淨化（DEPP）流程

這種血液淨化的療效，除了透過有害物質（如抗體）的移除，以減少對身體的傷害外，也可能是因為減低抗原和抗體的比例，而有免疫調節的作用，或是移除發炎作用的細胞素、免疫複合體移除等綜合效果。

簡單來說，血液淨化的功效有：降低血脂肪（壞膽固醇及三酸甘油脂）；降低GOT及GPT，改善肝功能；清除發炎因子（Endotoxin），改善血管內皮功能；清除血管凝集因子（Coagulant），降低血液濃稠度；清除血漿（Plasma）內自由基以及致癌物質。

因此，只要血液淨化了，人體自然更健康，當然就能延緩老化及疾病的威脅。甚至，有些人平日頭痛、肩頸痠痛、失眠、手腳發麻、皮膚暗沉、血液過於濃稠等問題，也都能夠迎刃而解。

一般血液淨化的方式主要有血液過濾式（Filtration）與血液離心式（Centrifugation）兩種。而前者的原理，是利用血液中的「分

打造不生病的健康生活

子大小」的差異來進行分離，也就是許多洗腎病患所採用的淨血方式；至於後者，則是利用「血液中不同物質的重量大小」原理來進行分離。

⊙圖表9-2：「過濾式」與「離心式」血液淨化方式比較

差異比較	血漿置換（離心式）	血液透析（過濾式）
機器生產國	美國、德國	日本、美國、瑞士
治療原理	重力離心方式	滲透過濾方式
治療方式	分段採血離心	全程體外循環
治療時間	1~2小時	3~4小時
採血針孔	1針	2針
抗凝血素(Heparin)使用	因「分段採血」，用量較低。	因「全程體外循環」，用量較多。
每次治療血液量	每次1000~2000c.c.	每次6000~12000 c.c.
治療清除率	全身血液的50%~60%。	30%~70%不等。
排毒對象	血漿內毒物、發炎因子及致癌物、高血脂肪及自由基，水溶性毒物、大分子脂溶性毒物。	血漿內毒物、發炎因子及致癌物、高血脂肪及自由基，水溶性毒物、大分子脂溶性毒物。

Point

注意事項
　　1.免疫、腎臟功能異常者應事先告知醫師。
　　2.對維生素會過敏的特殊體質，不建議進行此療程。
　　3.長期服用特殊藥物者，須事前告知醫師。
　　4.懷孕、生理期及心血管疾病患者不建議使用。

5.富含血小板血漿，讓細胞組織回春再生（ACR-PRP）

富含血小板血漿（ACR-PRP）則可讓細胞組織達到修復再生的效果。

從自己的血液中，萃取出富含生長因子的血小板，利用它促進皮膚及組織細胞的活化、再生、修復等，近年來多將此技術應用在處理老化皮膚、毛孔粗大、暗沉、鬆弛等問題，有驚人的回春效果。且由於PRP取自於自體的少許血液，不會有過敏及排斥的問題。

其做法是採集自體8~10c.c.的血液，利用高速離心機將血液中不同成分的細胞分離，再取出有再生能力的「血小板」，將其注射到想要改善的老化部位。一個健康的人，每天生成血小板約1200億個，而正常人血液中的血小板濃度為$100\sim300\times10^9$/L。但是，當血小板濃度降到$80\sim100\times10^9$/L時，傷口的止血速度就會變慢。

由於PRP的血漿血小板濃度，是自體血液的2~6倍，且富含多種生長因子，如血小板源性生長因子（PDGF，可促進神經膠細胞及間質細胞的生長，幫助皮膚潰瘍的修護）、轉化生長因子（TGF，可提高膠原的合成與細胞的生長，讓血管內皮膚細胞增殖，促進傷口癒合）、血管內皮膚細胞生長因子（VEGF，能使細胞生長，促進毛髮生長）、去皮生長因子（EGF，加強纖維母細胞生長，修復傷口）、酸性纖維母細胞（FGF，可增加組織修復能力）等，可釋放腎上腺素、5-羥色胺等具有「收縮血管」作用的物質，幫助所有傷口的癒合。

⊙圖表9-3：PRP的應用領域

項目	應用
骨科、康復醫學	手術後疼痛、運動傷害、軔帶扭傷、關節炎、潰瘍
皮膚科、整形外科	改善皺紋、去疤痕、美白、恢復皮膚彈性、自體脂肪移植、燙傷、脫髮
口腔科	拔牙移植、人工牙齒移植
眼科	近視雷射手術後再生、眼球乾燥症
研究、開發	細胞培養、細胞分化、組織再生

Point

健康生活守則

台北榮民總醫院新竹分院骨科陳俞旭醫師的小叮嚀：

(1) PRP含有豐富的生長因子（Growth factors），可活化細胞，促進細胞修補受損組織，並抑制疼痛，於骨科方面大量運用在運動醫學領域上。

(2) PRP為關節炎的治療帶來了另一種選擇，某些文獻報告中提出，接受高濃度血小板血漿注射的早期退化性關節炎病患，有明顯的改善。

(3) PRP是取自體血液的成分，所以沒有過敏等副作用，安全可靠，自然持久、無傷口，無修復期。但因屬於侵入性治療，仍有感染的可能性。

(4) 注射後會有輕微紅腫，此為正常反應，數日後即會消。可立即正常上班。兩天內盡量不要過度使用注射部分，盡量少走、少動，適當休息。當天回去可冰敷，隔日後可熱敷。兩週內請勿使用抗發炎藥物。

6.用「負離子」活化細胞功能、增強身體免疫力

所謂的「負離子」是指：來自大氣中的宇宙射線（γ射線），與植物、動物（β射線），地表土壤（α射線）的輻射，與空氣中的分子發生碰撞之時，從這些輻射分子釋出的電子吸附在空氣中的分子上（例如氧等），而形成負離子。

據研究報導指出，20世紀初時，大氣中正離子與負離子的比例為 1:1.2。但是，現代的大氣狀態，正離子與負離子的比例顛倒為 1.2:1。其原因主要是：大氣污染、氟里昂氣體（冷媒）的臭氧層破壞、酸雨、戴奧辛、乙醛、排放廢氣、工廠排煙、電子機器發出的電磁波、食品添加化學物質等，造成正離子增高。

在1980年代末期曾有研究發表：「空氣中的正離子、負離子的平衡超過正常的範圍時，神經痛、關節痛、頭痛、心臟病、氣喘、感冒的慢性病急增」的訊息。截至目前為止，科學家已發現負離子對人體健康的影響，有以下幾大作用：

(1) 血液淨化作用：一般健康人的血液是呈現「弱鹼性」的。但是，當人體血液由弱鹼性轉為弱酸性時，體內的「活性氧」就增加，並加速氧化細胞並老化。而當負離子進入體內時，就會減少活性氧的數量，並減緩活性氧對細胞的氧化速度，達到「淨化血液」的效果。

(2) 自律神經的調整、精神安定作用：所有人體內的調整呼吸、血液、腸胃蠕動、新陳代謝等功能，都需鈣離子。這是因為細胞膜靠鈣離子維持膜電位，當膜電位不正常時，就會出現自律神經的平衡失調。此時，人體的交感神經放鬆，而副交感神經的平衡變差。假設這個時候身體負離子數量增加，則可增加身體的鈣離子含量，讓神經傳導更為暢順。

(3) 細胞的活化、新陳代謝的促進：一般人體細胞細胞膜上的

打造不生病的健康生活

小孔，其功能是吸收營養進入細胞內部，並排出細胞運作後所產生的廢物。但是，當身體呈現弱酸性，並導致活性氧增加時，將加速氧化細胞膜並增加細胞膜厚度，造成細胞的吸收及代謝受到影響。一旦負離子的微弱電壓進入細胞，自動平衡細胞膜內、外離子的含量，並且暢通營養吸收及排放廢物的管道時，就有助於細胞組織的「活化」。

(4) 免疫力強化作用：人體免疫系統包括了淋巴球、白血球、淋巴液等。其中，T淋巴細胞的功能在於「辨識外來細菌病毒」；B淋巴細胞可以「產生抗體並記憶下來」，一般人們施打預防針以預防疾病，就是透過這樣的原理。因此，當負離子活化免疫細胞的功能後，自然就可以增加身體的免疫力。

⊙圖表9-3：負離子含量與人體健康關係表

環境	超量（負離子個數/Cm3）	對人體健康影響
高濃度放射區	10萬～50萬	具有自然痊癒能力
天然森林、瀑布區	10,000~50,000	殺菌作用、除臭、減少疾病傳染
高山、海邊	5,000~10,000	增強人體免疫力及抵抗力
郊外、田野	700~2000	維持健康最基本需要
都市公園裡	400~600	誘發生理障礙
街道綠化地區	100~200	頭痛、失眠、神經衰弱等
都市住宅房間	40~50	倦怠、空調病 過敏性等
冷暖氣密閉空間	0~25	呼吸系統疾病及肌肉痠痛等病症

⊙圖表9-4：負離子與正離子對人體健康的作用

	負離子	正離子
血管	促進擴張血管	促進收縮血管
血壓	穩定身體的血壓	造成血壓增高
血質	增進血液偏鹼性	增進血液偏酸性
骨質	幫助身體對鈣質的吸收	減少身體對鈣質的吸收
尿道	促進尿流量	減少尿流量
呼吸系統	穩定呼吸與順暢	加促呼吸
脈博	舒緩脈博數	增加脈博數
心臟	加強心臟輸血作用	減少心臟輸血作用
疲勞	加速體能復原	延長體能復原
神經系統	鎮定鬆弛神經	促使神經緊張
生長狀態	促進健康生長	導致生長遲緩

7.孕育宇宙生命生長的「遠紅外線」

遠紅外線的波長約4~1000微米，是太陽光的一部分。而各國的專家學者研究證實，所有生物的生存繁殖，都是在遠紅外線的特定波長下才能進行。因此，紅外線具有「孕育宇宙生命生長」的神奇能量，並以「生育光線」而著稱。

遠紅外線早在180年前就被發現，但遠紅外線治療法起源於70年代，中國崔欽煒醫師臨床研究發現遠紅外線可治療凍傷。1977年日本山崎診療聯合多家醫院，做了7年臨床實驗，發現遠紅外線可治療50種以上的疾病。

另外，據日本昭和大學及日本航空醫學隊研究發現，遠紅外線對腎臟、心臟病及消除疲勞，都具有卓越功效。美國紐約大學醫學院發現，遠紅外線對外科手術傷口癒合，具有很大的幫助。波多黎哥生物學研究大學及莫斯科中央健康所也發現，遠紅外線治療法對

於運動外傷之療效極為神奇。

遠紅外線之所以具有「治療」的效果，是因為它具有以下三大特性：

(1) 放射性：與光線一樣，不需要藉由空氣或其他媒介接觸，而以輻射的方式，傳導能量。

(2) 滲透性：具強烈的滲透性，能深入皮下組織，從內部溫暖身體，給予生物細胞活力。

(3) 共振吸收：與人體產生作用及溫熱效應，促進血液循環，與人體放射而增進人體健康。

在所有太陽光線中，遠紅外線是最深入皮膚與皮下組織的光線。雖然人類無法用肉眼看見遠紅外線，但它的性質與光類似，不但可直線前進，而且還可以進行曲折、反射、放射等動作。

遠紅外線能夠迅速的被人體吸收，形成反應，促使皮下組織的溫度上升；並使微血管擴張，促進血液循環，將淤血等妨害新陳代謝的障礙全部消滅乾淨；重新使組織復活，促使酵素生成，原本滯留在體內的老廢物和有害物等，經過一番代謝後，便由汗腺和水分一起排出體外。

所有會引起人體疲勞和老化的乳酸、游離脂肪酸、脂肪和皮下脂肪，還有導致高血壓的鈉離子、導致疼痛的尿酸等，以及存在毛細孔中的化妝品殘餘物等，在皮脂線活化後，就能夠不必透過腎臟，直接從皮膚和汗水一起排出體外。如此一來，就能夠避免增加腎臟的負擔。

截至目前為止，遠紅外線的療法主治血液循環方面的疾病，例如：自律神經失調、失眠症、寒症、氣喘、腰痛、肩膀凝痛、風濕痛、神經痛、便祕、虛症精力減退、牙痛、耳鼻科症侯群、脫毛、肝臟病、夜尿症、胃腸疾病、麻痺疼痛等病症。

整體來說，透過遠紅外線可以改善及舒緩以下狀況：

(1) 改善亞健康：促進血液循環，提高身體的含氧量和增加細胞的活化性，熱效應可以改善頭、頸部微循環、提高睡眠質量、緩解緊張勞累。

(2) 消炎鎮痛：遠紅外線能將引起疲勞和痠痛的乳酸代謝到體外，達到消炎鎮痛的作用，也能明顯緩解肩、頸、腰、腿、關節、神經、肌肉疼痛等。

(3) 減緩女性經痛、經期不順、手腳冰涼等現象。

(4) 改善微循環、增強抵抗力：增強淋巴液循環，加速排出人體內的重金屬與毒素。

消除年齡標記，邁向抗衰老紀元

　　近代經濟發展迅速，人類普遍生活品質提升，對於健康與醫療的需求，與過去有了截然不同的差異。過去對於醫療多是聽天由命、卑微要求，僅奢求把病治好、解除痛苦即可。然而現在不僅要擺脫疾病，更訴求活得有活力，甚至延緩老化速度，延長並保存青春時的精力與美麗。

　　過去被認為荒謬的奢求，拜生物醫學與科技進步所賜，正在逐步的完善實現。生物科技的發展衍生出各種醫學技術，一股新的醫學潮流已然成形，這明日之星便是「預防醫學」、「抗老化醫學」、「個人化醫學」與「再生醫學」。

　　預防醫學的核心理論是：在疾病發生前，運用各種工具及方法預防疾病產生。若等到疾病發生，例如發現癌症後，使用化療、放射線治療、手術等醫療手段來治療，都為時已晚。因此，除了正統的醫學健康檢查之外，許多針對性的功能性醫學檢測亦蓬勃發展，透過各種檢查數據來分析疾病的潛在威脅，盡早防範於未然。

　　抗老化醫學則是排除造成老化的各種因子，補充鮮活的新生細胞以取代老化細胞，用以維持身體機能並激發細胞活力。目前預防醫學與抗衰老醫學，透過個人化醫學與再生醫學領域的進展，已經

能夠具體實現。

　　坊間已有需多醫療單位紛紛推出個人化的免疫療法，針對個體間細微的差異給予特定的治療方案，達到準確的標靶治療目的。

　　個人化免疫療法和再生醫學的發展，跟細胞銀行與細胞療法是息息相關、密不可分的。要達到預防疾病及抗老化之目的有三個步驟，首先需要個人化免疫療法活化免疫細胞，當細胞的質量達到最佳狀態，才能進入第二階段細胞的儲存。

　　在年輕時儲存健康有活力的細胞，當人體老化、免疫力下降，或罹患重大疾病時，即可以把提前儲存在細胞銀行中的細胞活化、回輸，以達到治療疾病或延緩老化的目的，此為再生醫學的概念。

　　「幹細胞」在再生醫學領域中扮演著關鍵性的角色，幹細胞本身具有誘導分化與組織的功能性修復的特性，在疾病治療中可能突破的幾個方面，包括皮膚再生、心血管疾病治療等。目前已初步觀察到，在特定條件下，骨髓幹細胞有可能變成汗腺、皮脂腺以及毛囊等，對於創傷修復有極大的可塑性。

　　再者，幹細胞所蘊含的各種豐富生長因子，更是人體不可或缺的，其中大部分因子的萎縮流失便是造成衰老的主因，目前各種生長因子的作用已逐漸被探索出來，廣泛應用在各個領域。

　　放眼未來，高齡化社會已是不可逆的現實，年長者的人口比例大幅增加，如何延長健康的生活品質，已是當下現代人的抗衰老議題，人人抗衰老的紀元已悄悄來臨。

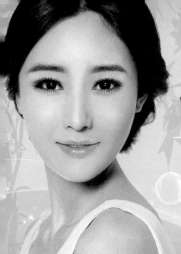

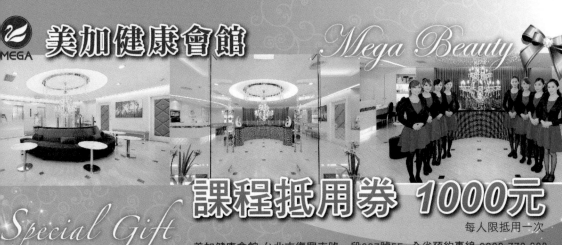

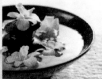

岩盤浴介紹

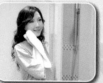

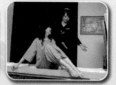

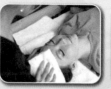

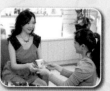

卸妝、沐浴，更衣　　　準備躺岩盤浴　　　大量流汗及排毒　　　休憩及養生茶飲

本券使用方式

1. 本券為美加會館課程抵用券。
2. 本券僅作抵用使用，數不折換現金或找零。
3. 本券影印變造無效，遺失或損毀，恕不補發。
4. 美加會館保留本券最後解釋權利。

Mega Beauty

美加健康會館

Special Gift

本券使用方式

1. 本券為美加會館課程抵用券。
2. 本券僅作抵用使用，數不折換現金或找零。
3. 本券影印變造無效，遺失或損毀，恕不補發。
4. 美加會館保留本券最後解釋權利。

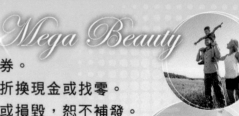

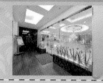

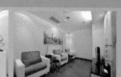

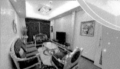

BEAUTY

LOHAS

HEALTH

Mega Beauty

本券使用方式

1. 本券為美加會館課程抵用券。
2. 本券僅作抵用使用，數不折換現金或找零。
3. 本券影印變造無效，遺失或損毀，恕不補發。
4. 美加會館保留本券最後解釋權利。

Create your own Life.

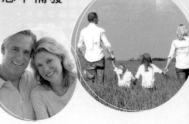

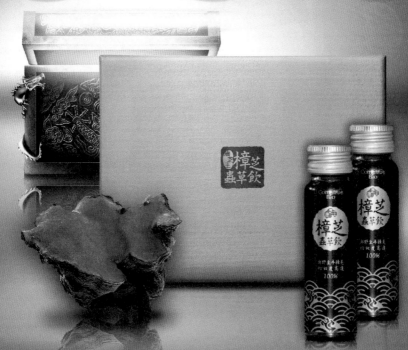

Cometrue Bio

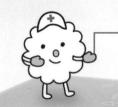

酵素 + 益生菌

EPlus 康見寶

全家人皆可食用

結合專利益生菌與
綜合酵素萃取

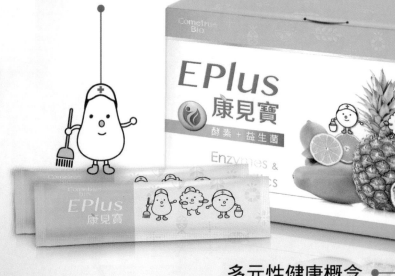

多元性健康概念
讓保養一次到位！

維持消化道機能 保護全家人健康

結合專利益生菌及綜合酵素萃取，以多元性健康概念，讓保養一次
到位！且運用最新營養包埋技術，使益生菌能順利通過胃酸及
膽鹼，維持消化道機能；綜合酵素可幫助分解日常飲食中澱粉、脂
肪、纖維，幫助消化，康見寶一次給您雙效的絕佳防護，照顧
您全家人的健康！

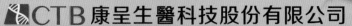

CTB 康呈生醫科技股份有限公司

服務專線 0800-666-808

國家圖書館出版品預行編目資料

打造不生病的健康生活／廖俊凱著. --初版. --
臺北市：書泉, 2014.11
　面；　公分
ISBN 978-986-121-953-0（平裝）
1.預防醫學　2.健康法
412.5　　　　　　　　103017151

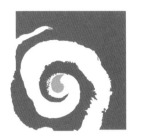

3Q37

打造不生病的健康生活

作　　　者 ― 廖俊凱 (335.8)

發 行 人 ― 楊榮川

總 編 輯 ― 王翠華

主　　編 ― 王俐文

責 任 編 輯 ― 金明芬　洪禎璐

封 面 設 計 ― 劉好音

出 版 者 ― 書泉出版社

地　　　址：106台北市大安區和平東路二段339號4樓

電　　　話：(02) 2705-5066　　傳　　真：(02) 2706-6100

網　　　址：http://www.wunan.com.tw

電子郵件：shuchuan@shuchuan.com.tw

劃撥帳號：01303853

戶　　　名：書泉出版社

經 銷 商：朝日文化

進退貨地址：新北市中和區橋安街15巷1號7樓

TEL：(02) 2249-7714　　FAX：(02) 2249-8715

法律顧問　林勝安律師事務所　林勝安律師

出版日期　2014年11月初版一刷

定　　　價　新臺幣300元